新时代校园
爱国卫生运动知识

贺玲丽 / 编著

U0207538

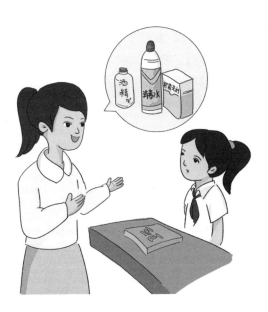

台海出版社

图书在版编目（CIP）数据

新时代校园爱国卫生运动知识 / 贺玲丽编著 . –– 北京：台海出版社，2021.3（2022.4 重印）
（中小学生核心素养系列丛书）
ISBN 978-7-5168-2892-2

Ⅰ.①新… Ⅱ.①贺… Ⅲ.①爱国卫生运动—中国—青少年读物 Ⅳ.① R193.3–49

中国版本图书馆 CIP 数据核字（2021）第 027218 号

新时代校园爱国卫生运动知识

编　　著：贺玲丽

出 版 人：蔡　旭　　　　　　　封面设计：何洁薇
责任编辑：俞滟荣

出版发行：台海出版社
地址：北京市东城区景山东街 20 号　　邮政编码：100009
电话：010-64041652（发行，邮购）
传真：010-84045799（总编室）
网址：www.taimeng.org.cn/thcbs/default.htm
E-mail：thcbs@126.com

经销：全国各地新华书店
印刷：北京市兆成印刷有限责任公司
本书如有破损、缺页、装订错误，请与本社联系调换

开本：710 毫米 ×1000 毫米　　　　1/16
字数：96 千字　　　　　　　　　　印张：6
版次：2021 年 3 月第 1 版　　　　　印次：2022 年 4 月第 2 次印刷
书号：ISBN 978-7-5168-2892-2

定价：28.00 元

序 言

亲爱的同学们：

你们知道新时代校园爱国卫生运动吗？你们对新时代校园爱国卫生运动了解多少？

中华人民共和国成立初期，中国的医疗卫生条件很艰苦，人民群众卫生保健意识不足，城乡卫生面貌十分恶劣。在百废待兴中，中国人民团结一心，推动了群众性卫生防疫运动的深入发展，人们把这项伟大的运动亲切地称之为"爱国卫生运动"。从那时起，国家就认识到开展爱国卫生运动，提高国民健康素养的重要性。

爱国卫生运动是我们国家永不过时的传家宝，在不同的历史时期，发挥着不同的作用。我们国家曾相继开展了"除四害运动"、城乡环境卫生整洁行动、卫生城镇创建和健康城镇建设等一系列卫生活动。

2020年注定是不平凡的一年，新冠肺炎疫情牵动着全国人民的心。抗疫期间，习近平总书记曾多次强调要大力开展新时代爱国卫生运动，他表示要广泛发动和依靠群众，同心同德，众志成城，坚决打赢这场疫情防控的人民战争。

抗击疫情不仅是医护人员的责任，也是普通老百姓的责任，还是我们中小学生的责任。作为中小学生的我们，身上也肩负着防疫抗疫的重大使命。完成使命的前提，是要学会保护好自己，要让自己成为一个身心健康的合格接班人。

为贯彻落实习近平总书记关于深入开展新时代爱国卫生运动的重要讲话精神，着力构建强大的校园公共卫生体系，我们根据教育部发布的《关于深入开展新时代校园爱国卫生运动的通知》，归纳总结了同学们在校期间可能会遇到的一些常见卫生问题，有针对性地为同学们总结了一套健康安全的行为规范，供同学们参考执行。

本书共分六个章节，分别从整治校园环境、注意饮食卫生、认识和防控传染病、学习垃圾的正确分类、养成卫生习惯和保持卫生素养六个方面，向同学们普及爱国卫生运动的基本知识，帮助同学们改正不良卫生习惯，提升健康安全的基本素养。

在此我们希望，广大中小学生行动起来，坚持做好"五讲"——讲文明、讲礼貌、讲卫生、讲秩序、讲道德；坚持追求"四美"——心灵美、语言美、行为美、环境美；抓好个人卫生，爱护好个人身心健康；用你们的勤劳和智慧，坚决同不良卫生习惯做斗争；为新时代爱国卫生运动做出新的成绩，为建设社会主义精神文明贡献出自己的力量。祖国的未来需要你们！

亲爱的同学们，祝愿你们能够健康快乐地成长，早日成为国家的栋梁之材！

目 录

第一章

整洁校园环境，从你我做起

- 卫生日，让我们一起来大扫除
- 学校卫生设施要爱护
- 公共卫生从小事做起
- 室内通风常换气
- 公共区域消消毒
- 个人区域卫生要做好

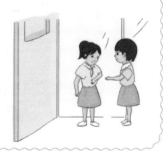

一、卫生日，让我们一起来大扫除

小桃的卫生日

这一天是桃花林小学的卫生日，学校安排各年级各班进行大扫除。小桃所在小组的任务是打扫讲台及讲台周围区域地面的卫生。原本以为这个任务是最简单的，随便扫扫就能结束，可谁知就连擦玻璃的小伙伴都陆陆续续地回家了，小桃还拿着扫帚站在讲台旁边手足无措。到底发生了什么事情呢？

原来，和小桃一个小组的同学在不停地嬉戏打闹。负责讲台桌面卫生的同学早早地擦好了桌子以后，就去给擦黑板的同学捣乱，用粉笔头在黑板上面乱涂乱画。擦黑板的同学就用擦桌子的抹布，把从黑板上蹭下来的粉笔灰倒在讲台上。如此反复难免有灰尘落在地上，小桃刚打扫好的地面一遍又一遍地被弄脏了。结果，他们三人地也没扫好，桌子也没擦好，讲台上也乱糟糟的，被老师狠狠地批评了一顿。

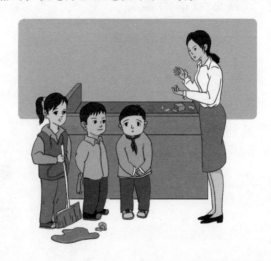

同学们想想看，在你们的身边是不是也存在着类似的情景？你有认真对待卫生日，对待大扫除吗？你知道为什么我们要定期进行大扫除吗？

老师来答疑

1. 你知道什么是卫生吗？

卫就是卫护、维护，生指生命、身体。卫生，就是个人和集体的生活卫生以及生产卫生的总称。一般包含了个人的身体健康、心理健康、生产或生活环境的健康以及疾病传染病的预防等。

2. 为什么要讲卫生、大扫除？

我们每个人都愿意待在美好而干净的场所，不愿意待在充满垃圾和恶臭味的地方。营造一个卫生良好的学习生活环境，需要我们每一个人共同努力。在校园中，我们要做到不乱丢垃圾，每天坚持做好值日，定期搞一次大扫除，清扫卫生死角，让细菌和病毒远离我们！

对于学生而言，学校不仅是我们学习知识的地方，更是我们休息生活的场所，在校园里我们度过了很多美好的时光。人人动手，爱护校园，传承爱卫生的优良传统是我们每一位学生义不容辞的责任。为改善校园"脏、乱、差"现象，学校应定期组织师生进行大扫除。

3. 大扫除，我们应该怎样做？

①明确责任分工

老师根据实际情况将班级所负责区域内的所有工作平均分派给每一位同学。同学们在接到分工安排之后，先不要着急动手，而要先学会思考：这个任务我需要分几个步骤来完成？在完成的过程中，我将需要哪些人的帮助？在打扫的过程中，不要只顾着闷头完成自己的部分，不考虑他人的感受，甚至在完成后闲来无事地给其他同学制造麻烦。

②团结互助、互相监督

大扫除是一项多人活动，培养同学们的团队协作精神和动手能力，需要成员之间彼此配合。如果出现了逃避责任、不认真干活、滥竽充数的同学，同学们应主动担起监督之责，及时与老师沟通。

③注意劳动安全

同学们不论做哪项活动，都要永远把安全摆在第一位。尤其是做一些危险系数较高的任务，如需要踩着桌椅板凳、攀高来清扫楼梯或擦玻璃等，一定要懂得借助清扫工具或寻找伙伴在下面接应帮忙等，避免发生意外。

4. 拓展知识

①4月7日既是世界卫生日，也是世界卫生组织成立的周年纪念日。据世界卫生组织统计，全球每年因卫生问题造成的死亡人数高达200万人。世界卫生日的设立，意在警醒我们要对卫生、健康等问题高度重视。

②爱国卫生运动起源于1952年抗美援朝时期打响的细菌防御战。美军在朝鲜战争中投下带有细菌和病毒的昆虫，导致我国多个地区受到波及，感染了鼠疫、霍乱等传染病，中国政府立即动员全国人员开展群众性的爱国卫生运动。此后的几十年里，我国爱国卫生运动从未间断，2020年新型冠状病毒疫情爆发后，习近平总书记又多次强调要坚持开展爱国卫生运动。

二、学校卫生设施要爱护

小桃受伤了

放学了。今天轮到小桃和阿丽做值日生。小桃一边和阿丽说着话一边伸手去拿放在教室角落的墩布。然后她"啊"地叫了一声，原来墩布木柄突然断了，木刺扎在她的手上，鲜血一下子流了出来。

阿丽连忙跑去不远处的办公室，将小桃受伤的事情告诉了老师。老师迅速带着医务室的人员对小桃进行应急医疗处理。同班同学小宋得知了小桃受伤的事情，他十分懊悔，便主动向班主任老师承认了错误。

原来，墩布是昨天小宋在和同学奔跑打闹中不小心弄断的。他害怕被人发现后受到责备，于是用透明胶带胡乱缠了一下，伪装成墩布依旧完好的样子。小桃没有注意，恰好抓到了断裂的地方，这才受了伤。

同学们以前或许从没有注意过，我们的校园卫生设施是那么的重要。但是通过阅读小桃的故事，你就会发现，原来这些设施与我们的生命健康息息相关。那么，到底哪些属于学校卫生设施呢？我们为什么要爱护卫生设施呢？损坏卫生设施的后果是什么？

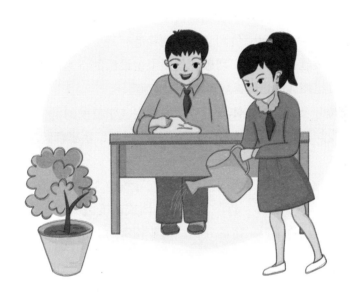

老师来答疑

1. 学校卫生包含什么？

学校卫生包括学生的学习场所、生活场所以及公共场所等场所的卫生。

①学习场所卫生包括教室里的桌面卫生、桌斗卫生、地面卫生、门窗卫生、笤帚墩布抹布等清洁工具卫生等。

②生活场所卫生包括宿舍的床铺卫生、垃圾桶卫生、供水饮水设施卫

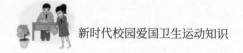
生等。

③公共场所卫生包括食堂后厨卫生、餐具卫生、食品卫生、公共厕所卫生以及校医室内医疗器具的卫生等。

2. 为什么要爱护卫生设施?

爱护公物是我国公民应该具备的一种基本美德。公物包括所有的公共设施,自然也包括校园卫生设施。校园卫生设施也是劳动人民辛勤劳动的成果和汗水的结晶。对于学生而言,热爱校园卫生设施就是爱党爱国爱社会主义的重要表现。

爱护公共财产是每一位同学应尽的义务,每个学生都有责任爱护和保护校园卫生设施,坚决同一切破坏校园卫生设施的行为做斗争。如发现有校园卫生设施损坏的情况,应及时上报老师。

学校是一个温馨的集体,是一个大家庭,学校里的每一件卫生设施都是公物。爱护卫生设施要从每天的日常生活做起,从小事做起。

3. 毁坏学校公共卫生设施的后果?

学校公共卫生设施被无故损毁,可能导致他人在不知情的情况下受到伤害。对于侵占、损坏、拆除、随意关闭或改变公共卫生设施的行为,学校会按情节轻重予以一定的处罚。情节较重的,还可能受到更严重的处罚,甚至承担法律后果。

因此,我们要好好爱护学校的一草一木,爱护好校园公共卫生设施,珍惜我们现在所拥有的一切。

三、公共卫生从小事做起

小桃的嘉奖

小桃最近遇见了一件烦心事:夏天到了,教室的门经常上课也大开着。小桃坐在教室第一排靠门的位置,上午上课的时候,她看见一些五颜六色的纸片从隔壁班级的窗口飘了出来。有一张纸片还被风吹到了自己脚底下，这严重影响了小桃上课的注意力。

小桃下课后，跑到楼道里捡起那些五颜六色的纸片，把它们收进了垃圾桶里面。下午校领导突袭检查各班卫生情况，小桃所在的班级和隔壁班级都被领导点名表扬。

隔壁班的班主任跑来找小桃的班主任了解情况。原来上午那些纸片是隔壁班的班主任拿过来为同学们做教学示范用的，不小心被风刮了出来。下课的时候，隔壁班的班主任把这件事情给忘了。如果不是小桃主动捡起了那些纸片，那么两个班就不会被表扬而是被集体批评了。两位班主任联合做了一张奖状嘉奖小桃，并在各自班级召开了班会，号召同学们向小桃同学学习。

爱护公共卫生并非难事，有时只是随手之劳就达到维护公共卫生的目的。除了随手拾捡垃圾、仔细投放垃圾之外，我们能做的事情还有很多。为保持校园公共环境卫生，我们都可以做些什么呢？

老师来答疑

1. 不随地吐痰、擤鼻涕

人体的痰液和鼻涕都属于炎症性分泌物，里面富含细菌，会增加空气污染和病菌传播，随地乱吐很有可能导致他人生病。我们可以吐在手帕上或纸巾里，包好丢进垃圾桶。值得注意的是，千万不能把痰液鼻涕再吞回肚中，这样也是极其不卫生的。

2. 垃圾不落地、投放有规矩

有的同学垃圾果皮随地乱丢，但也有的同学并不是乱丢，只是比较懒，人都已经走到了垃圾桶附近，却还是将垃圾丢在了垃圾桶外。其实只差一步，我们就能够为校园环境增添一份绿色了，请同学们不要吝惜自己的努力，争取把垃圾投放到位。

3. 保持墙面桌面整洁

保持墙面及桌面整洁，做到不乱涂不乱写不乱画，也是我们保持公共

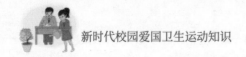

卫生的重要一步。乱涂乱写乱画会影响整洁度和美观度，爱护家园保护环境人人有责。

4. 勤洗手勤洗头勤洗澡

个人卫生的基本标准是：勤剪指甲勤洗手、勤洗头发勤理发、勤换衣服勤洗澡。及时清洗身体，换洗衣服，可以有效地减少细菌的生成。为了保持自身清洁，我们要养成讲卫生爱清洁的良好习惯。

5. 勤开窗勤打扫勤消毒

教室要坚持每天开窗通风换气，将含有尘螨、皮屑等细小污染物的废旧空气换出去，把富含氧气的新鲜空气换进来。坚持每天打扫教室卫生，定期对学习常用物品以及教室地面桌面进行消毒。

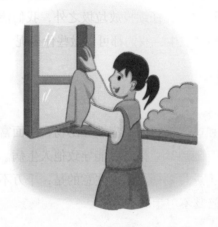

6. 私人物品专人专用

准备自己单独的水杯、碗筷、毛巾，不要与他人共用一套，避免传染疾病。自己的水杯、碗筷、毛巾，每次使用过后，要及时清洗擦干、妥善放好。

公共卫生和自身卫生分不开，只有做好公共卫生，我们才能呼吸到新鲜空气，享受到干净整洁的环境，我们的身心才会更加健康。

四、室内通风常换气

小桃的怪病

又到了"一年一度"的家长座谈会，这次的家长座谈会与往常不同，五十多位家长挤在小朋友们平时坐的座位上，小朋友们贴墙站在一侧，家长会就这样艰难地进行着。

进行到一半的时候，到了表演节目的环节，家长们兴高采烈地交谈着、观看着。小桃站在教室的最后面，脸色苍白，呼吸不畅还有点恶心。旁边的同学注意到她，关切地问："小桃，你的脸色好差，哪里不舒服吗？"

同学的家长忙问："是不是人太多闷的？出去透透气或者把门打开一条缝吧！"于是小桃征得老师同意，在同学的陪同下走出教室。果然，小桃呼吸了几口新鲜空气，不舒服的感觉瞬间就减轻了。

听完这个故事，大家一定有很多疑问吧？小桃是不是得了什么奇怪的病症呢？为什么只要通风换气怪病就能好？其实呢，这便是室内空气污染的威力！同学们千万不要小瞧了室内空气污染，为了大家的身体健康着想，一定要记得在室内多通风常换气呀！

老师来答疑

由于建筑的封闭性，当教室内部承载的人数较多时，在长时间呼吸作用下，室内二氧化碳和浑浊空气含量攀升，氧气会明显减少，从而导致室内空气污染严重，使人产生头痛、咽痛、乏力等症状。

而且，根据测定结果显示，门窗紧闭时室内每立方米空气中所含的细菌数目数以万计；而门窗打开时，仅需15分钟就可以让室内空气焕然一新，每立方米空气中的细菌含量只剩下数千。

科学证明，在排除室外空气污染严重的情况下，通风换气是改善室内空气质量的关键。尤其是在学校这种人员密集的地方，甲醛污染以及二氧化碳的浓度都比较高，对通风换气的需求就会相应的增加。

比利时哈瑟尔特大学的一次实验结果显示，空气污染的严重程度还与在校学生的学习成绩之间关联密切，空气污染越严重，学生们的学习成绩下降就越明显。

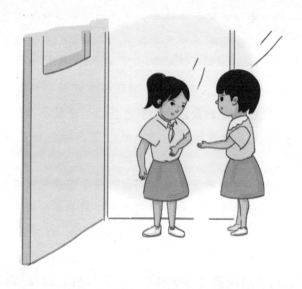

针对季节而言，冬季开窗透气实施起来困难重重，同学们可能会因为怕冷而不去开窗通风。那么有同学就会问，解决室内空气污染的办法只有开窗通风一种吗？

当然不是！我们还可以在教室内养一些绿植，绿植可以帮助我们净化空气，补充氧气。但是缺点是容易在春夏之际引来小飞虫，影响同学们的学习和健康；还有就是植物净化程度和能力有限，仅仅依靠植物是远远不够的。

那么同学们学习所在的教室对通风换气有哪些具体的要求呢？

①当室外温度不低于15摄氏度时，可以试着全天开窗。

②当室外温度过低或天气不好时，可利用晨起、课间操以及中午休息时间开窗通风。特殊天气听候学校通知，

③课间时候最好走出教室，到室外活动，呼吸新鲜空气。

④走廊过道的窗户也要定期开关，同学们可以在课间活动的时候经常留意，也可以在值日时候留心看管。

五、公共区域消消毒

消毒用品的认知

小桃在值日的时候，班主任老师还在加班批改同学们的作业。小桃和值日生们一起利落地擦桌子、扫地、墩地。

眼看值日工作基本完成了，班主任老师抬头提议说："最近班级里面生病请假的同学比较多，墩完地以后给地面和桌面消消毒吧！"

老师看见小桃离自己比较近些，就和小桃聊起天来："小桃，你知道学校的消毒用品都有哪些吗？它们又该如何使用呢？"

小桃被班主任老师给问蒙了，班主任老师看着小桃呆呆的表情若有所思："看来下次班会，要好好地给大家普及消毒用品的知识了。"

老师来答疑

在我们的日常生活中，遇到需要给教室消毒的时候，往往是老师或校工进行，然而对于我们小朋友来说，多了解一些消毒知识还是非常必要的。

日常生活中，我们需要了解的消毒知识有如何选择消毒物品和如何进行消毒的步骤方法。

（一）学校常用消毒物品的选择

1. 酒精

酒精是一种在常温常压下易燃易爆炸的无色透明液，具有一股刺鼻的酒香气味。同学们在使用过程中需注意，不要在摆放酒精处使用明火，并且要把酒精存放在远离高热的地方。

使用方法：酒精只能用于物体或人体皮肤表面的擦拭，不宜用于空气

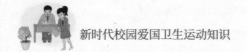

消毒或物品浸泡消毒，亦不可大面积喷洒。

如果不小心意外引燃了酒精，发生小面积着火可利用湿毛巾、湿衣物覆盖灭火；发生大面积着火时，需利用灭火器来灭火。

酒精的存放容器应选用玻璃材质或专用的塑料包装，使用完毕注意拧紧盖子，避免酒精挥发。

2. 含氯消毒剂

含氯消毒剂是指溶于水后可产生次氯酸的一类消毒剂，如84消毒液、次氯酸钙、次氯酸钠、有机氯化合物等，都属于含氯消毒剂。含氯消毒剂可以消灭多种微生物活性，如真菌、结核杆菌、病毒等。适用于餐具、医疗器械、疫源污染物的处理等。

使用方法：同学们在使用含氯消毒剂时应当现配现用。含氯消毒剂的一般配比浓度为250毫克每升至500毫克每升，作用在物体上的时间不少于30分钟。

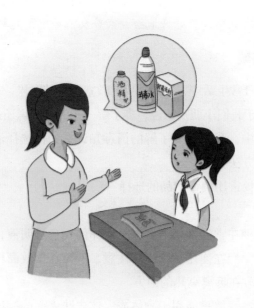

同学们在使用含氯消毒剂的过程中，须注意其具强腐蚀性和致敏性。不可过量或长时间接触人体皮肤，如不慎沾染，应立即用水清洗。

同学们在存放含氯消毒剂时，应避免阳光直射，尽量选择阴凉通风的地方存储，且无论量多量少，都不可与其他消毒剂混储，以免发生化学反应引起中毒。

3. 过氧化物类消毒剂

过氧化物类消毒剂指具有强氧化性，能够直接破坏细菌、病毒的蛋白质结构，以达到杀毒灭菌作用的一类消毒剂。

过氧化物类消毒剂的特点是无残留，对真菌、细菌、病毒和藻类均有效。比较常见的过氧化物类消毒剂有过氧化氢、过氧乙酸等。

使用方法：同学们需首先将过氧化物类消毒剂稀释，然后再用气溶胶喷洒消毒或直接浸泡消毒。

过氧化物类消毒剂用于浸泡消毒，在物体上作用30分钟后，需用清水冲洗；用于气溶胶喷洒，在空气中作用60分钟后，需进行通风换气处理。

（二）日常预防性消毒办法

1. 对教室、食堂、宿舍进行空气消毒时，首先，要保证每天的通风时长不少于30分钟；其次，同学们在做值日时，针对食堂厨房中可能会有明火出现的地方，必须避开开火做饭的时间进行消毒。

2. 对所有的门窗、讲台、桌椅、开关按钮、门把手、水龙头、洗手池等物体的表面进行擦拭。同学们可配比浓度为250毫克每升至500毫克每升的含氯消毒剂，且保证作用时间不少于30分钟。

3. 对餐具可进行蒸汽消毒或煮沸消毒。对不具备条件的学校，同学们还可以利用浸泡消毒的办法进行消毒。如利用含氯消毒液浸泡餐具30分钟后，用大量清水冲洗干净，再擦干存放。

4. 对校医室的诊疗用品的消毒。同学们可配比浓度为75%的乙醇或浓度为250毫克每升至500毫克每升的含氯消毒剂进行擦拭。

5. 同学们对卫生间的消毒和打扫工作要积极，不要怕脏怕累。可用消毒剂擦拭卫生间的洁具，用消毒液浸泡抹布、墩布等。

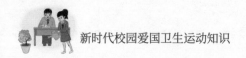

只有对校园消毒用品有了准确的认识，同学们才能够采取有效的办法，对我们身边的物品进行消毒，否则，就要白费力气了。

六、个人区域卫生要做好

"邋遢大王"储物柜里的蟑螂

学校走廊的储物柜里，"邋遢大王"经常把乱七八糟的东西放在里面，什么没有吃完的零食啊，碎纸屑啊，充满汗渍的衣物啊……

久而久之，"邋遢大王"的储物柜里开始散发出异味，很多同学都向老师反映，被难闻的气味熏到头晕恶心。

老师帮忙打开储物柜，检查清理发现，里面的面包、薯条、炸鸡柳早就已经发了霉，上面还有几只蟑螂在四处乱爬……

老师来答疑

故事中"邋遢大王"的储物柜里之所以会"臭气熏天，蟑螂遍地"，就是因为他不注意个人区域的卫生。那么到底哪些属于学生的个人区域？个人区域需要注意的卫生问题有哪些呢？

一般学生的个人区域包括：桌面、桌斗、每个人桌椅脚下的地面、个人储物柜表面及内部、书包及文具盒表面及内部。如果是住校生，还应包括个人床铺表面及对应地面、个人衣柜表面及内部等。

需要注意的卫生问题有：

第一，个人区域卫生要定期打扫。桌面一天最少收拾两遍：早晨到校一遍，晚上离校一遍。有桌布的同学，一周最少要认真洗涤一次。

桌斗里尽量不要放零食，更不要放已经开袋但没有及时吃完的零食袋，防止因为忘记收走垃圾，而影响桌斗整洁度，招来苍蝇、蟑螂等。

课间勤洗手，最好不要用脏手去触摸个人区域内的物品，哪怕仅仅是桌面、储物柜表面等等，防止大家忘记洗手接触口鼻眼处皮肤，传染细菌和疾病。

第二，及时清理个人区域内所产生的垃圾，有垃圾最迟也要在当天内清理出去。个人物品要及时收纳整理，不要散不要乱。比如学生宿舍床铺底下的地面容易产生死角，物品堆放太乱的话，容易产生垃圾堆积或尘埃堆积等问题。

第三，保持良好的卫生习惯，准备面巾纸或手绢。不随地吐痰，咽喉不适时应用面巾纸接住吐出的痰液，然后再扔进垃圾桶；不要用手直接擤鼻涕，用手绢擦拭后及时清洗手绢，或用面巾纸擤好鼻涕后，再扔进垃圾桶。

另外，胃部不适需要呕吐时，尽量去水房，及时用流动的水流冲走呕吐物。如果实在来不及去水房，也可以用矿泉水瓶、面巾纸等接住呕吐物，再扔进垃圾桶。如果不幸吐到了地上，也可用墩布沾水，及时擦除呕吐物，保证个人区域卫生。

第四，同学之间要互相监督，互相帮助。比如有的同学生病了，咽喉不舒服或胃不舒服，产生了痰液或呕吐物，周围的同学要主动帮助这位同学，负责好这位同学的个人区域卫生。

首先，乐于助人是中华民族的传统美德，每个人在生病的时候、遇到困难的时候，都希望自己能够得到他人的帮助。因此，我们每个人在照顾好自己的同时，也要学着去照顾别人。

其次，我们大家都生活在同一间教室、同一间宿舍、同一片天地里，如果有一个人的卫生做不好，那么我们集体的健康都有可能受到一定的影响，因此在必要的时候帮助他人照顾卫生就是在帮助我们自己。

第二章

病从口入要避免，饮食卫生很关键

- 生水生食不卫生
- 远离小卖部的三无零食
- 饮食不卫生导致的疾病有哪些
- 不健康的食品要少吃
- 餐具饮具要清洁
- 健康生活从饮食开始

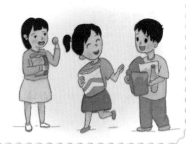

一、生水生食不卫生

小桃喝水法

老师经常强调要大家自带水杯，到饮水机处取温水喝，夏天到了要多喝水，才能保持充足的水分。小桃妈妈早就为小桃准备好了漂亮的粉色水杯，可是，小桃总以太沉为由，执意不肯将水杯带到学校去。

这天刚下了体育课，同学们跑得满头大汗、口渴难耐，一回到座位上便举起水杯咣咣地喝起水来。小桃则跑到水房里，一边洗脸，一边把嘴巴对准了水龙头，开启了小桃式豪放派饮水法。

接下来的一堂课里，小桃不断地向老师请假跑去厕所。老师发现苗头不对，便向同学询问小桃怎么了。一问才知原来小桃是因为喝了生水着了凉，这时小桃已经面色苍白地返回了教室。

小桃懊恼地说："之前也这么喝水都没事的，这次我的肚子快疼死啦！"同学们看着小桃难受的样子，才醒悟到："原来生水喝了真的会生病，老师没有欺骗我们呢！"从那以后，小朋友们都不再喝生水了。

同学们一定会问，到底什么是生水？为什么喝了生水会闹肚子？正确的饮水饮食知识又是什么呢？

老师来答疑

1. 什么是生水？

生水指未经消毒、过滤等处理或未经煮沸的水，如井水、河水、山泉水、自来水等。其实，不光是生水不卫生，生食也有大量的健康隐患。生食指未经烹饪直接生吃蔬果、肉类、海鲜类、鱼类、谷类等。

2. 生水生食有何后果？

生水生食中含有大量的细菌、寄生虫。未经处理的井水、河水、山泉水中可能包含着霍乱弧菌、肠道菌、胃肠炎病毒、肝炎病毒、血吸虫等。

而自来水是通过管道进入家家户户的，虽然经过处理，但在这个漫长的传输过程中，一些水源暴露在空气中，等到流进用户家时水质早已不再那么纯净无菌。

有的自来水管道和污水混在一起，因而水中可能含有苯、砷、汞、铬、镉、酚等，这些成分对人的身体也有危害。

生食也是如此，它们总是伴随着感染病毒、食物中毒、感染寄生虫等诸多风险。另外中医还认为，大多数蔬菜水果偏寒凉，长期生食会导致脾胃功能下降等等。

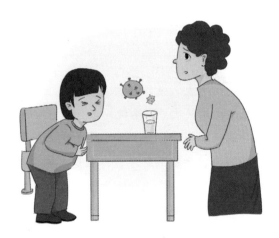

3. 正确的饮水饮食知识

①多喝温水

同学们需要注意的是，日常提倡的"多喝热水"也并非是越热越好。喝过热的水反而会烫伤同学们的食道管黏膜，造成食道管黏膜炎症或黏膜脱落。

而多喝温水不仅可以保护食道黏膜，保护牙龈健康，还可以帮助身体排毒。在高温情况下，可以适当地在温水中加一些盐。

饮水时应注意少量多饮，一次性大量饮水也会增加肠胃负担，稀释胃液，降低其杀菌效果，妨碍其对食物的消化。

②其他注意事项

生吃冷的食物如瓜果蔬菜，要用清水洗涤干净，因为瓜果蔬菜的表面可能会覆盖一些农药、杀虫剂、虫卵等，如果清洗不干净，可能会染上疾病或引起食物中毒。

不要吃半生不熟的食物或生吃野味。有些野味身上携带的病毒哪怕是高温加工也不能轻易杀死，一旦感染上病毒，后果将不堪设想。

二、远离小卖部的三无零食

小桃和零食

小桃是一个腼腆的乖乖女，从不违反课堂纪律，下课也不喜欢调皮捣蛋。可是，她最近已经是第三次被点名批评了。

小桃被批评的原因只有一个：上课偷吃零食！各科老师经常在小桃同学的桌斗里翻出一堆零食，屡次教育小桃，但是小桃就是屡教不改。不仅如此，老师还发现小桃所购买的零食，在大型超市中从未见过，生产日期模糊，生产厂家信息的准确性也有待查证。

老师苦口婆心地规劝无效，只好请来小桃的妈妈配合教育。老师从小桃妈妈的口中得知，自从有一次在小桃的央求下同意小桃买了小卖部售卖的辣条之后，每天妈妈辛苦做好的早餐小桃也不吃了，就等着拿零花钱来学校买零食吃。

小桃现在与同龄人相比，身材矮小，面黄肌瘦，有好几次都差点因为血糖低而晕倒。小桃妈妈带着小桃去看医生，医生严肃地对小桃说，如果再不吃早餐的话，很有可能引发别的病症。

同学们可能不太理解什么是三无食品。三无食品有什么危害？为什么医生说小桃再不吃早餐就会生病？

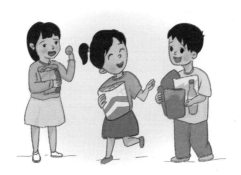

老师来答疑

1. 什么是三无零食？

三无指无生产日期或生产日期不明确、无质量合格证或生产许可证、无生产厂名或生产地址。三无零食就是泛指小卖部售卖的那些价格便宜、口味独特，但大多数掺杂了大量食品添加剂，严重影响身体健康的零食。

2. 三无零食有什么危害？

一方面是三无零食本身的危害。因为包装信息的虚假性，很多营养成分虚标，刻意隐瞒了其中鱼目混珠的有害成分；生产日期模糊，有些商品甚至已经过期却还在正常出售；制造三无零食的黑心作坊卫生根本不达标，制作过程不堪入目甚至令人作呕；三无零食凭借着大量盐、味精、香精、食品添加剂等掩盖食材本身的异味，因此，这种零食大多存在着油盐糖三高现象，长期食用会导致同学们出现肥胖、高血压、心血管疾病等。

另一方面大量食用三无零食会影响正餐的质量。很多学生早起不吃早餐，利用家长给的吃早餐的零花钱来买三无零食。有的同学一下课就疯狂挤入小卖部，边走边吃或利用上课时间吃零食；有的同学晚上放学回到家中，根本吃不下几口饭。长此以往，就会造成营养摄入不足，身体表现为

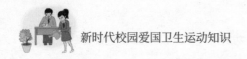

面黄肌瘦不爱长个，还会导致消化异常、食欲不振、肠胃紊乱、影响智力水平、危害心脏等。

3.要保证正常的饮食习惯

正常情况下我们每顿进餐完毕之后，仅需4个小时，消化系统就会完成体内一系列的消化吸收工作，将食物排空。

因此，为了不断地给人体补充能量，我们每间隔4到6个小时就会安排一次用餐，这也是为什么我们的一日三餐要有规律地进行。

不吃早餐，意味着身体将承受18个小时的能量零供应。对于还在成长发育的学生们来说危害极大。

因此，我们要保持良好的饮食习惯和规律，坚持吃早餐，少吃零食，尤其不要吃三无零食，购买零食之前要看准生产日期、生产商名称地址以及营养成分表再去购买。

三、饮食不卫生导致的疾病有哪些

突然肚子疼

下课后，小桃赶忙从书包里掏出20元钱，风一样地跑到学校小卖部，买了一袋桃李面包、一根火腿肠、一袋牛奶和两包辣条。回来的时候，小桃饿极了，她撕开包装，迎着风一面跑一面吃了起来。

等她走回教室坐到自己座位上时，食物早已被她消灭掉了三分之二。结果上课的时候，她的肚子就突然疼了起来，举手示意老师后，冲向了厕所，还差点晕倒在厕所里面回不来。

老师来答疑

同学们知道故事中的小桃为什么会突然肚子痛吗？这其实与她上课前吃的那些食物有关。让我们一起来找一找可能的原因有几种。

①暴饮暴食。暴饮暴食又称食物亢进，主要是指没有节制或没有规律地大吃大喝，突然一下子吃太多。暴饮暴食会引起消化不良、恶心、呕吐、腹泻等症状。长期暴饮暴食还会引起脂肪肝、高血压、糖尿病等疾病。

②吃劣质食品吃坏身体。鉴别劣质食品，同学们只需记住七字防范口诀"小、艳、反、白、低、长、散"就可以了。

小，是指要提防一些小作坊加工生产的食品。这类食品的平均抽样合格率较低，卫生度不高，卫生安全问题频频出现。

艳，是指对颜色过于艳丽的食品要提防。因为颜色艳丽可能是因为在食品添加的色素上面有问题。

反，是指非自然条件下生长成熟的食物。可能会含有一些毒素，长期食用可能会对身体产生影响。

白，是指凡是食物的颜色看起来呈不自然的白色。可能是因为添加了增白剂、漂白剂、面粉处理剂等化学危害物质。

低，是指在价格上面明显低于同类商品的事物。比如很多商家会因为一些质量原因，对商品进行打折销售，而消费者毫不知情，对于年龄较小的同学们来讲，更加难以辨别。

长，是指尽量少吃保质期过长的食物。因为食物在运输、存放、售卖的过程中，时间越长，不确定性因素越多，可能在保质期内就已经变质了。

散，是指散装食品。有些散装食品来自地下加工厂，卫生质量问题无法得到保障。另外散装食品在开袋后，存放过程中不确定因素较多，卫生得不到保障。

③进食之前不洗手，也可能导致身体不适。因为手上的细菌是人体外部器官中最多的，光是一个指甲盖里就藏有30多亿个细菌，这个数量触目惊心。正所谓病从口入，不要把饭前便后洗手当作是一个空口号。

④在寒冷或大风天气，从室外进入室内后立即进食。由于冷风侵袭，会直接刺激到肠胃，引起腹胀、腹痛、呕吐、咳嗽等不适症状，长此以往还会引发急性慢性肠胃疾病、食道癌等危险疾病。

以上不难看出，饮食不健康对我们身体造成的伤害是巨大的。当我们在日常生活中、校园里出现上述行为时，那么很可能疾病就与我们如影随形了。为了同学们的健康成长，希望有上述行为的同学及时改正。

四、不健康的食品要少吃

不健康食品的认知

小桃通过老师的教育，知道了三无零食和不健康食品都是有害健康的。她捧出桌斗里面还没来得及开封的零食，开始发愁："到底哪些属于不健康食品呢？"

小桃艰难地按照自己的理解为这些零食分好类，并找来老师询问："老师，你看我把这些生产日期模糊的和油炸膨化食品分成了一堆，这些生产日期、厂家信息清楚的果丹皮、果冻和蛋糕分成了一堆，这样分对吗？"

老师微笑着摇摇头："这些都属于不健康食品。"

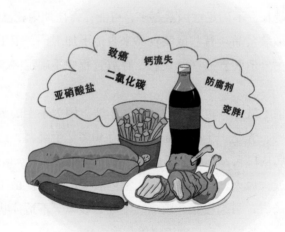

老师来答疑

不健康食品的定义、分类及其危害：

不健康食品指能量含量极高而营养成分相对极低的食品。不健康食品更新换代的速度非常快，包含的范围也很广泛，主要分为以下十大种类：

1.油炸类食品

如油条、油饼、炸鸡、薯条等。每100克植物油的热量就有900卡路里左右，多吃油炸类食品不仅会变胖，还会引发心脑血管疾病。另外，油炸类用油反复使用多次容易致癌。

2.汽水可乐类食品

包括各种碳酸饮料。这类食品中通常含有过高的磷酸、碳酸和糖含量，会带走体内大量的钙元素，影响骨骼生长发育。碳酸饮料还会在体内释放大量二氧化碳造成腹胀，影响食欲。

3.加工肉类食品

如香肠、火腿、肉干、肉松等。加工肉类中含有大量致癌物质亚硝酸盐以及防腐剂增色剂等食品添加剂，这些容易加重肝脏负担、损害肾功能，增加乳腺癌、胰腺癌、直肠癌等发病率。

4.腌制类食品

如咸蛋、咸菜、咸肉、酸菜等。腌制过程中少不了放置大量盐，盐摄入过多会造成高血压、加重心脏负担、体表浮肿、引起肾脏疾病等。

5.饼干糖果类食品

如蛋糕、比萨、饼干、爆米花等。这类食物中含有过多的反式脂肪酸，会提高人体胆固醇的含量，引发心血管疾病。另外饼干中含有大量淀粉和香料色素等添加剂，容易刺激皮肤，长痘和加速皮肤老化等。

6.方便类食品

如方便面、速冻水饺、自热火锅、各类膨化食品等。其中的防腐剂、香精成分容易损害肝脏，且由于营养成分含量太少，长期食用会造成营养不良。

7. 罐头类食品

如水果罐头、肉罐头、鱼罐头、果冻布丁等。罐头在加工的过程中，食材本身的维生素和氨基酸几乎被完全破坏掉了，罐头制品中的蛋白质发生了变化，大大降低了人体的吸收率。

8. 话梅蜜饯类食品

如鲜花馅饼、果干、果丹皮、桂花糕等。同罐头类食品一样，存在着食材中的维生素在加工过程中被破坏的问题，另外也存在着含盐量、含糖量过高的问题。

有些商家为了降低成本或延长保质期，会使用酸、硫黄等对食材进行褪色处理，再用色素染成漂亮的颜色，还会添加大量防腐剂，对人体健康百害无利。

9. 烧烤类食品

如烤羊肉串、烧鸡、烤鱼、烤鸭等。这类食品中含有三苯四丙吡、丙烯酰胺等致癌物质；含油量较高也会导致心脑血管病、高血压、肥胖病、糖尿病、脂肪肝等慢性疾病。

10. 冷冻甜品类食品

如各种雪糕、冰激凌等。这类食品中奶油含量较高容易引起肥胖，且多食冰冷食物会给肠胃带来很大负担，容易引起肠胃疾病。

因此，为了同学们的身体健康，我们要少吃垃圾食品，多吃健康绿色的食品。

五、餐具饮具要清洁

小桃的发霉餐具

放学了，小桃和同学们一起排着队来到食堂，拿上各自的餐具准备打饭。一名同学盯着小桃的餐盘看了半天，说："小桃，你的餐盘和碗边缘怎么会有绿绿的、黑黑的小点点啊？”

另一位同学说："什么点点啊？那是霉菌。餐具没有洗净、晾干就会长这种霉菌的！"

小桃听了害怕极了，她怯怯地说："那这套餐具是不是不能要了！我会不会中毒呀！"

最初盯着小桃盘子看的同学连忙安慰小桃："不会的，你别用这套餐具打饭就可以了。我可以把我的碗借给你。"另一位同学也说："我有两个碗，我可以把餐盘借给你。"

小桃在同学们的帮助下，安心吃完了饭。晚上她回到家里，把餐具上有霉菌的事情告诉了妈妈。妈妈微笑着摸摸小桃的头说："小桃不用担心，妈妈有办法把霉菌清理干净。只是小桃以后一定要注意好好清洁餐具啊，要不然，用了不干净的餐具也是要生病的！"

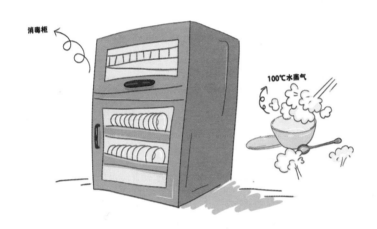

老师来答疑

1. 餐具饮具上的霉菌从何而来？

霉菌是形成分枝菌丝的真菌的统称。霉菌的生长需要满足4种条件：适宜的温度、适宜的水分、足够的氧气和营养物质。

没有洗干净的餐具饮具长期暴露在空气中，上面残留的食物残渣，哪怕只有一点点，也会变成空气中霉菌的营养来源，再加上没有晾干留下的水分，就会导致霉菌的大量繁殖。

2. 霉菌有毒吗?

真正对人体造成巨大伤害的，不是霉菌本身，而是霉菌产生的霉菌毒素。霉菌毒素轻则使人拉稀跑肚，重则致畸致癌，危及生命。

3. 餐具饮具不干净的危害。

病从口入，餐具饮具不干净、不卫生，容易滋生细菌，如果多人使用同一餐具饮具或不使用流动水清洗餐具，还会增大传染疾病和交叉污染的可能性。

4. 餐具饮具清洁办法

餐具饮具在使用前要经过洗净、晾干、消毒的过程。根据国家有关卫生标准，不得使用未经消毒的餐具饮具，禁止重复使用一次性餐具和饮具。对于学生来说，餐具消毒可采用开水煮沸、消毒碗柜消毒两种办法。

六、健康生活从饮食开始

可口的营养午餐

2020年的上半年，因为新冠肺炎疫情的关系，学校一直没有开学，整天闷在家里看书学习的小桃不禁觉得有些无聊。当妈妈问小桃最想念学校的什么时，小桃不假思索地说："我想念学校的营养午餐!"

小桃和同学们的午餐一向是在学校吃的，为了让孩子们吃得开心、吃得健康，学校特意聘请了具有营养师资格的团餐公司来定制午餐，学校里的午餐每天都不一样，有水果蔬菜沙拉，有烤鸡肉，有炒饭，还有酸奶蛋糕。这些食物干净卫生，既保证了小桃和同学们的营养需求，也保障了大家的健康。

其实，不仅仅是小桃的学校，我国大部分公立学校都已经开始为学生提供营养餐饮了，让学生利用学校的场地解决一顿午餐或者早餐和午餐。更关键的是，这些餐饮的规格往往比较高，要求也比较严格，既要做到健康卫生，也要做到营养均衡，充分体现了我国政府对于教育和下一代的重视。

那么，小朋友们是否知道，怎样的餐饮才算得上是营养均衡呢？

老师来答疑

人体所需要的大部分营养都要依靠饮食获得，因而，营养均衡指的便是通过饮食的合理搭配，让人体能够获得所需的营养，从而避免人体因为缺少营养或营养过剩而造成伤害。根据科学研究，人体所需要的营养一共有6大类，它们分别是：

1. 脂肪

脂肪是脂肪酸所组成的物质，包括磷脂、糖脂、固醇、类固醇等。脂肪的作用是在人体内贮存和供给能量。人体每天都在消耗能量，其中最重要的一部分就来自于脂肪。脂肪含量高的食物有坚果类，如花生、芝麻、开心果、核桃等，还有动物皮肉，如肥肉、油脂等，而用这些食物进行加工后如油炸食品、面食、点心、蛋糕等脂肪含量也非常高。

脂肪在给人体提供能量的同时，如果过量摄入也会导致肥胖，给身体造成负担，因此，同学们对于脂肪含量高的食物是应该适量摄入的。

2. 碳水化合物

碳水化合物是对人体非常重要的一种营养素，是我们身体能量最直接的来源，而碳水化合物最常见的形式就是糖分。小朋友们经常听到有人说自己"饿得头晕眼花"，这其中的原理就是身体里缺乏碳水化合物从而导致的低血糖。

碳水化合物含量最高的食物就是甜食，除此之外，还有比较甜的水果，大米、玉米等淀粉含量高的谷物，小朋友们爱喝的饮料也往往具有比较高的碳水量。碳水化合物的坏处是会导致小朋友们身体发胖、长蛀牙、视力模糊等，因此，甜食虽然是小朋友们的"最爱"，大家也不应该多吃。

3. 蛋白质

蛋白质是构成和修复人体组织的最重要的材料，没有它，人体就无法正常生长发育。因此，对于正在成长的小朋友们来说，日常多摄入一些蛋白质含量高的食物是非常好的事情。蛋白质含量比较高的食物有蛋制品、奶制品和动物身上的瘦肉。

4. 维生素

维生素是人体维持正常运行所必需的营养元素，它在人体生长、代谢、发育过程中发挥着重要的作用。人体对它的需求虽然少，但没有它是不行的。

我们人体需要的维生素种类很多，有维生素A、维生素B族、维生素D等等，它们的来源也各有不同，但相对来说，绿色蔬菜、鱼类、水果类、贝类的维生素含量都是比较高的。

5. 矿物质

矿物质是构成人体骨骼、肌体组织的重要成分，是维持人体正常新陈代谢不可缺少的物质，如果人体内缺少矿物质，就会出现各种奇奇怪怪的病症。

人体需要的矿物质有几十种之多，它们的来源也有所不同，例如豆类、奶类、骨头中含钙较多；粗粮、花生、土豆含磷较多；动物肝脏、深色蔬菜含铁较多……

6. 水

水是生命之源，是我们每个人都不可缺少的物质，我们每天都要喝水，而一旦体内缺水，我们的身体就会用嘴干、头晕、头热、冒冷汗等现象来提醒我们，因此，小朋友们一定要养成爱喝水、喝干净水的好习惯。

健康生活，一定是来自健康的饮食，而看到我们身体中需要的营养素有这么多，来源这么广泛，我们就更应该明白均衡饮食的重要性了。

第三章

远离传染病，公共卫生安全要做好

- 让我们一起认识传染病
- 传染病是怎么传播的
- 提升防控意识，让传染病远离
- 这些传染病有什么危害
- 传染病来了，我们怎样保护自己

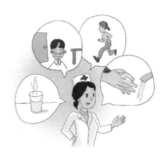

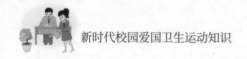

一、让我们一起认识传染病

恐怖的新闻报道

小桃在新闻中看到，近期手足口病发病率大幅上升，市疾控中心已经发出"勤洗手、喝开水、吃熟食、勤通风、勤消毒、打疫苗"的18字健康提醒。

新闻报道中说，手足口病传染性强、传播途径多、传播速度快，极易在中小学校等集体单位传播。在2019年全国法定传染病发病报告中，手足口病发病人数仅前半个月就达到了146万例，它的传播系数是新冠肺炎病毒的3倍。

看着这些骇人听闻的名词和数据，小桃陷入了深深的恐惧之中。第二天上课，小桃早早地来到教室，看到班主任老师，小桃默默走上前去打了个招呼："老师早安！"

老师看着小桃一脸愁容，关切地问："小桃有什么心事吗？"小桃看着老师的脸，诚恳地问出了一连串的问题："老师，手足口病是什么？它为什么这么厉害？怎么会有这么多的人感染呢？"

老师听完小桃的疑问，松了一口气："原来小桃是在关心这个呀！还以为是有什么心事呢！手足口病之所以厉害，是因为它是传染病，是能够通过一个人传染给多个人的疾病呦！"

老师来答疑

1.什么是传染病？

传染病是由各种病原体引起的，能够在人与人之间、动物与动物之间、动物与人之间相互传播的一类疾病。

2. 什么是法定传染病?

传染病的种类繁多，为确保我国公民的生命健康与安全，我国以法律形式将已知的传染病列为法定传染病，以便加强管理。目前我国的法定传染病有甲、乙、丙3类，共计39种。

甲类传染病是《中华人民共和国传染病防治法》规定管理中的强制管理传染病，任何人发现了甲类传染病都要在2小时内上报卫生防疫站。甲类传染病有鼠疫、霍乱两种。

乙类传染病是《中华人民共和国传染病防治法》规定管理中的严格管理传染病，城市中如发现乙类传染病需在6小时内上报卫生防疫站，农村则不超过12个小时。

乙类传染病分为26种，包括病毒性肝炎、艾滋病、肺结核、梅毒、疟疾、麻疹、流行性出血热、淋病、狂犬病等，其中2019年新型冠状病毒感染的肺炎也被纳入了乙类传染病中。

丙类传染病是《中华人民共和国传染病防治法》规定管理中的监测管理传染病，如有发现在24小时内上报卫生防疫站。丙类传染病包括麻风病、流行性腮腺炎、流行性感冒、感染性腹泻病、手足口病等11种。

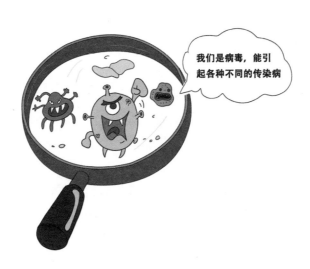

我们是病毒，能引起各种不同的传染病

3. 传染病特点。

①病原体

每种传染病都由其特异的病原体引起。传染病的病原体可能是细菌、病毒、衣原体、螺旋体等微生物类，还有可能是原虫、蠕虫等寄生虫类。少数传染病的病原体至今仍不太明确。

②传染性

传染性是传染病与其他疾病的区别之所在，意味着传染病的病原体能够通过各种途径传染给其他人。

传染病病体带有传染性的时期称为传染期。传染期内病原体会从宿主排出体外，通过一定方式，进入到新的宿主体内，令其感染。

③流行性

按照传染的程度和范围分成散发、流行、大流行、暴发四个等级。散发指传染病在人群中分散发病。流行指在某一区域某一时期内，发病率超过历年同期水平。大流行指传染病在某短时期内，传播蔓延迅速，已经超过了一般流行程度。暴发指在某一局部地区或单位，短时期内集中出现大批发病病人。

④地方性

地方性指传染病的中间宿主受地理条件、气候条件等因素影响通常只在一定的地域范围内传播。

⑤季节性

季节性指传染病的发病率受温度条件、湿度条件等影响，在年度内出现季节性升高。一般春季和夏季为传染病的高发期。

⑥感染后免疫

人体在传染病病后会对同一种传染病的病原体产生不感受性，我们称之为免疫。人体针对不同的传染病，其病后的免疫状态也是不同的。有的传染病患者痊愈后可终身免疫，有的则会被同一种病原体再度侵袭，再次感染上相同的传染病。

二、传染病是怎么传播的

传播途径的认知

了解完传染病是怎么回事，小桃又开始好奇传染病是怎么通过一个人传染给多个人的？难不成是有什么魔法吗？

她又把自己的想法告诉了班主任老师，这下可把班主任老师逗笑了："哪里是什么魔法呀！那是因为每一种传染病都有它自己独特的传播途径，并且传染病的传播途径多达七种，一种传染病就可以有多种传播途径，这才显得很厉害，能够快速传播给不同的人，造成大面积感染。"

小桃若有所思地点了点头："原来是这样，那老师，传染病一般都是靠什么方式进行传染的呢？"班主任老师说："小桃不要着急，且听我慢慢道来……"

老师来答疑

传染病的传播有三个重要环节：传染源、传播途径和易感人群。传染病在人群中的传播势必具备上述三个环节，缺少任意一个，新的感染就不会发生，流行也不会形成。

1. 传染源

传染源是有病原体在其体内生存繁殖，并能够将病原体排出体外的人和动物。包括病人、病原携带者和受感染的动物。

患有传染病的病人是最重要的传染源，其体内有大量的病原体。但是病人在各个病程时期起到的传染源作用是不一样的，这主要与病种、病人排出病原体的数量和病人与周围人群接触的频率有关。如乙型肝炎病人在潜伏末期才具有传染性。

一般来说，病人在恢复阶段就不再具有传染性。但白喉病人在恢复期仍可排出病原体，继续起着传染源作用。

病原携带者指没有任何症状，但能排出病原体的人。体内携带细菌的叫带菌者，体内携带病毒的叫带毒者，体内携带寄生虫的叫带虫者。带菌者、带毒者和带虫者常因无症状而未被发现、隔离，成为最危险的传染源。

受感染的动物也可以成为人类传染病的传染源，人被患病动物咬伤或接触患病动物的排泄物、分泌物而被感染。人和动物可患同一种传染病，但病理、临床表现和作为传染源的意义改变了。如患有狂犬病的狗会出现攻击人类或其他动物的行为，而人类患有此病之后仅表现为恐水症。

2. 传播途径

传播途径指病原体自传染源排出后，在传染给新的感染者之前，在外界环境中所经历的过程。人类传染病的传播途径有接触传播、母婴传播、空气传播、血液传播、虫媒传播、飞沫传播、粪口传播等。

接触传播：传染源通过接触物体，从而将病原体排出体外转移到该物体上，该物体再通过下一个人的接触为病原体寻找新的宿主。或者由人们直接接触传染源而感染传染病。如新冠肺炎就可以接触感染。

母婴传播：也称垂直传播，指胚胎内的小孩通过产道或子宫内部，感染上与母亲相同的疾病。如HIV、乙肝等疾病都有这种传播方式。

空气传播：病原体从感染源排出后，散布到空气中可做长时间的停留，随后被人们吸入呼吸道而感染。如结核病、麻疹。

飞沫传播：感染源主要通过打喷嚏、咳嗽等动作，将携带病原体的飞沫喷出，短时间内被易感人群接触传播。如新冠肺炎可以通过飞沫进行传播，这也是我们强调全民戴口罩的意义。

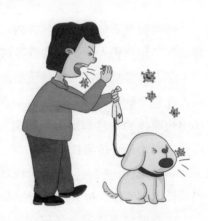

血液传播：通过接触传染者的血液、唾液及其他分泌物而感染的传播方式。艾滋病、乙肝等都可通过此种方式传播。

虫媒传播：感染源以昆虫或其他节

肢动物为媒介，通过机械性（如蝇传播痢疾）或生物性（如蚊传播疟疾）等传播方式引起易感者感染。

粪口传播：也称消化道传播。一些病原体能够在粪便中存活，可以由感染源通过消化道排出的粪便，去污染易感者的手或者人们的食物，引起易感者感染。

3.易感人群

指对某种传染病缺乏特异性免疫力的人群。把人群作为一个整体去衡量其对传染病的易感程度，称为易感性。中小学学生由于身体发育不够完善，自身的免疫功能较低，良好的个人卫生习惯也尚未形成，自我保护能力较差，较易受到传染病病原体的侵袭，易感性高。因此，需开展有计划的防范措施。

三、提升防控意识，让传染病远离

防控方法的认知

终于听完了班主任老师对病毒传播途径的讲述，小桃的嘴巴早已惊讶地张成了一个"O"形，圆得都能够塞下一个鸡蛋了。

班主任老师赶忙把话题一转，对小桃和同学们说："虽然传染病十分了得，但是只要我们爱惜身体，保持良好的个人卫生，认真做好疾病防控，传染病就会远离我们绕道而行了。"

同学们开始兴奋起来："老师，快告诉我们需要怎么做，传染病才能远离我们？"

老师来答疑

春季和夏季是两个富有生机的季节，也是传染病多发的季节。同学们在做好新冠肺炎疫情防控的同时，也要了解春夏季传染病防控的基本知识，提升防控意识，养成良好的个人卫生习惯，让传染病远离我们！

1. 呼吸新鲜空气，保护呼吸道

经常开窗通风，保证空气流通，把浑浊的空气放出去，让新鲜的空气流进来。通风可以有效降低室内空气中污染物和微生物的数量，保护我们的呼吸道。

定时开窗还可以让阳光照进室内，阳光中的紫外线具有杀菌作用。晒太阳可以使我们体内产生维生素D3，再转换成维生素D，与钙影响能够控制血压。太阳被称为最大的消毒器，人晒太阳可以减少各种呼吸道传染病的发病率。

因此，建议同学们好好利用课余时间，多去室外活动，晒晒太阳，呼吸新鲜空气，这样可以预防疾病。

2. 仔细洗手，防止病从口入

手是我们与外界接触的重要身体部位，所以，我们手上的细菌是非常多的。传染病的传播途径之一，就有接触传播。因此，经常洗手可以帮助我们有效地隔绝细菌。

3. 常喝水，加速新陈代谢

多喝水可以加快人体尿液的排出，将新陈代谢所产生的废物排出体外，可以帮助我们减轻肾脏的负担。

水是维持身体代谢的基础，体内水分充足才能够保证身体各项代谢的正常运行。特别是在气候干燥的情况下，空气中尘埃含量高，人体鼻黏膜容易受损。

多喝水则可以保持鼻黏膜湿润，能有效抵御病毒的入侵，还有利于体内毒素排泄，净化体内环境。

4. 补充营养，增加维生素摄入

维生素不仅可以促进人体的生长发育，使骨头、牙齿保持健康，使血管坚韧不易破裂，还能够增加人体免疫力。

而人体本身不能制造维生素，大部分都是靠从食物中摄取。所以我们要注意多吃些富含优质蛋白、微量元素的食物，以及富含维生素的蔬菜水果等。

5. 规律生活，减少对身体的刺激

规律生活作息包括不吸烟、不饮酒、不熬夜、少食辛辣的食物、注意保暖、增强体育锻炼、注意劳逸结合等。

吸烟会阻止肌肉对氧气的吸收和利用；饮酒会导致肝脏和胃受损，神经系统麻痹；熬夜给新陈代谢、心血管和免疫系统造成压力，并且很难通过补觉来恢复。

辛辣食物会刺激细菌感染性病变的加剧，并且容易引起炎症的扩散，还会引导血液流向胃部，导致脑部供血不足，引起头晕、头痛和虚弱的症状。

人受凉时会导致呼吸道血管收缩，呼吸道中血液的供应量会相应减少，这会导致呼吸道局部的抵抗防御功能下降，这时病毒就容易侵入体内。

坚持体育锻炼不仅能够促进体内的血液循环，增强心肺功能，还可以有效改善失眠和厌食的症状。因为运动可以使身体处于疲惫状态，消耗掉的能量需要靠睡眠和食物来进行补充。

四、这些传染病有什么危害

疾病危害认知

最近，小桃一门心思都沉浸在传染病知识的海洋里，通过学习和阅读，她了解到很多有关传染病的知识。

比如传染病具有多变性，它们有很多种类。每一种传染病特点不同，给人们带来的困扰和危害也不同。

于是，这一次小桃打算让老师讲一讲，学校里常见的几种传染病分别是什么？既然它们比较常见，那么，这些疾病有何特征可以辨别？它们的危害又有哪些？

老师来答疑

学校常见的几种传染病和危害主要有以下几种。

1. 流行性感冒

流行性感冒简称流感，是由流感病毒引起的急性呼吸道传染病。流感传染性强，主要通过呼吸道进行传播。特别是甲型流感极易发生变异，在人群中发病率较高。

流感是感冒的一种，比普通感冒症状要严重些，经常伴有高热、头痛、咽痛、咳嗽、全身酸痛、乏力等症状，不仅影响同学们的正常学习生活，还有可能引发其他疾病，如肺炎、心肌炎、脑膜炎等，情况严重者，甚至会危及生命。

2. 麻疹

麻疹是一种由麻疹病毒引起的急性呼吸道传染病，主要发生在冬春两季，在中小学学生群体中发病率较高。

凡是没有接种过麻疹疫苗的，在接触传染源后会有90%以上的概率发病。患麻疹的病人是麻疹病唯一的传染源，病人的眼泪、鼻涕、痰液、尿液和血液中都存在着麻疹病毒。

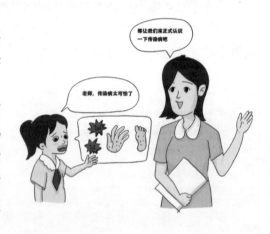

麻疹潜伏期为10到11天，麻疹主要有眼红、怕光、流泪、眼皮发肿、打喷嚏、咳嗽等症状。从第4天起患者耳后会开始出现红色斑丘疹，2至3天左右斑丘疹会遍布全身，疹退之后还会遗留色素沉着伴糠麸样脱屑。严重者会引发中耳炎、气管炎、肺炎以及亚急性硬化性全脑炎等。

3. 水痘

水痘可发生于任何年龄段，是一种由水痘—带状疱疹病毒引起的传染病。任何没有患过水痘或接种过水痘疫苗的人，都可能患水痘。通常得过水痘的人可以获得终身免疫，不会再次患病。

水痘主要通过飞沫经呼吸道传染，接触被病毒污染的尘土、衣服、用具等也可能被传染。

水痘的主要症状有发热，伴随斑丘疹、丘疱疹、水疱同时出现。水痘没有特效的治疗方法，如果不及时地处理，会进一步引发皮肤感染。感染后水痘中带有炎症，不仅易留下疤痕，影响皮肤美观，还有可能引发败血症、病毒性脑炎、出血性水痘等。其中出血性水痘，除了水痘中见血外，有的人鼻腔、肠胃、尿液中也会见血，严重者可能导致死亡。

4. 腮腺炎

腮腺炎是由腮腺炎病毒引起的急性呼吸道传染病。腮腺炎也是中小学学生群体中发病较高的疾病，最明显的症状就是脸部肿胀，其次是发烧、乏力、厌食等，部分患者还会有神经、肝脏、关节等不适的反应。腮腺炎的并发症可使男童患有睾丸炎，女童患有卵巢炎等。

5. 乙型病毒性肝炎

乙型病毒性肝炎简称乙肝，是一种由乙型肝炎病毒引起的消化系统传染病。人群对乙肝普遍易感，尤其是20至40岁的青壮年人群。病毒性乙型肝炎的传染源为乙肝患者和携带者，主要通过血液、体液、母婴、性接触等途径进行传播。

乙肝的潜伏期在4周到6个月，主要症状表现为皮肤和白眼球发黄，食欲下降、消瘦、恶心、腹痛、厌油腻等。

乙肝病人容易发展为肝硬化和肝癌，全球每年大概有88万人死于乙型病毒性肝炎，最主要的死亡原因是发展为肝硬化和肝癌。

6. 新型冠状病毒性肺炎

新型冠状病毒性肺炎简称新冠肺炎，是由严重性呼吸系统综合征冠状病毒感染后引起的一种急性呼吸道传染病。

其症状以发热、乏力、干咳为主；少数伴有鼻塞、咽痛、肌痛、腹泻；病情严重者会出现急性呼吸窘迫综合征、脓毒症休克、代谢性酸中毒、凝血功能障碍和多脏器衰竭等，危及生命。

五、传染病来了，我们怎样保护自己

生病的同学们

学校里最近好多人都被突如其来的传染病给击倒了。小桃所在的班级已经有好几个同学请了病假。

由于天气变化无常，多种传染病一起来袭。就连老师和家长们都扛不住，更别提小小身板的同学们了。

小桃虽然学习了一些传染病的知识，知道了什么是传染病，传染病的传播途径，传染病的种类及各自特点和危害。

可是，小桃还是不太确定自己这次会不会被感染。坐在教室里看着那几个空荡荡的座位，心里慌乱了："唉，要是早点儿问老师传染病来了，我们应该如何防范就好了！"

老师来答疑

1. 流行性感冒来了

①可用消毒水清洁地面；将衣物、被褥拿到阳光下面暴晒；用沸水浸泡餐具30分钟；注意开窗通风，避免细菌在室内堆积。

②可以利用加湿器，保持室内空气湿润，没有加湿器也可用盆子接满水放在房间地面上，避免因空气干燥刺激到鼻子和喉咙。

③要注意保暖，必要时增添衣物，晚间睡觉要注意防寒，盖好被子，避免着凉加重病情。保证充足的睡眠。

④饮食要注意蛋白质的补充摄入，多吃些鸡蛋、牛排、水果、蔬菜，多喝牛奶等，补充维生素，增强抵抗力。

⑤感冒严重时应及时就医，寻求药物治疗。

2. 麻疹来了

①得了麻疹后要及时地隔离，此时免疫力低下要避免外出，防止感染其他病症。

②要保持眼口鼻的清洁，服用抗病毒药物，严重时及时到医院进行治疗。

③发热时应采用温和退热法，切忌冷敷和使用较强烈的退热剂，防止麻疹出不透。

④得了麻疹的同学，切记眼睛需要避光，避免刺伤眼睛。

3. 水痘来了

①出了水痘不要担心，首先要进行自我隔离。把需要用的衣物及生活用品单独存放，并进行消毒，避免将水痘传播给其他人。

②采用抗病毒药物外涂治疗，如阿昔洛韦、夫西地酸软膏、蒲地蓝、莫匹罗星等。治疗时间越早越好，如果在皮疹出现的24小时内及时治疗的话，就可以控制皮疹的发展，加速病情恢复。

③如果有发烧的情况，可准备湿毛巾冷敷。同学们要多喝水，多卧床休息，多吃富有营养且易于消化的清淡食物，忌食辛辣刺激、荤腥发物。

④水痘出皮疹的时间大概在10天左右，可准备炉甘石外涂来减轻瘙痒症状。尽量不要洗澡，避免皮肤感染。如果有继发感染的现象，可涂抹抗生素软膏抑制。

4. 腮腺炎来了

①一定要注意口腔卫生，早晚刷牙，饭后及睡前用淡盐水或复方硼酸溶液漱口。及时清理口腔及牙齿上的食物残渣，防止继发感染。

②饮食以流质、软食为主，避免酸性食物，忌食辛辣刺激。

③多注意卧床休息，出汗时应及时更换衣物，防止受凉。保持室内安静和空气流通。

④可服用消炎药或外敷中药帮助消肿，减少局部疼痛。

5. 乙肝来了

①肝脏是人体最大的腺体，特别是乙肝患者更应该保护好肝脏。保护肝脏首先保证睡眠时间充足。

②尽量不要饮酒，酒精的代谢需要通过肝脏，酒精对肝脏的损害比较大，会加速酒精性肝硬化和肝癌。

③肝脏功能减退时常常影响脂肪代谢。要多吃低脂肪、低糖、高蛋白的食物，补充足够的维生素和纤维素，帮助和促进消化功能。

④不服用伤肝的药物，注意情绪稳定，保持良好的心态，不要过度劳累。虽然乙肝属于难治性疾病，但近年来，医学界对乙肝的治疗也取得了不错的进展。如果能够定期给予正规的监测、复查和治疗，乙肝就可以得到有效的控制，而不会导致肝硬化和肝癌的发生。

6. 新冠肺炎来了

①怀疑感染了新冠肺炎，应按照要求进行居家隔离，不要惊慌、随便外出。尽可能事先通过网络或电话，了解就诊医疗机构的情况，提前做好预约和登记。

②就诊期间家长和同学们须全程佩戴防护口罩，就医时须详细讲述患病情况，包括近期是否有与新冠肺炎患者或疑似患者的接触史，何时发现身体不适，近期有无去往人员密集场所等。

③及时到正规医疗机构进行核酸检测，做到早发现、早治疗。住院观察期间应注意多卧床休息，补充营养，多饮水，只有这样，才能有力气抵抗病魔。

④治愈出院后为防止病情复发，同学们应自觉接受14天隔离观察，注意个人卫生，积极做好复查和随诊等收尾工作。

其实总结一下，各种传染病的预防措施虽有不同，但相同点无外乎就是：注意饮食，营养要均衡，不能挑食；注意休息，保证充足的睡眠和适量的运动，劳逸结合；注意卫生，卫生很重要，包括个人卫生、用品卫生、环境卫生三者缺一不可。

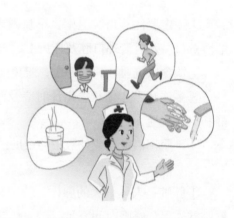

第四章

校园整洁要做好垃圾分类

- 让垃圾分类走入校园

- 校园垃圾要怎样去分类？

- 减少垃圾，做好节约是关键

- 垃圾分类一问一答

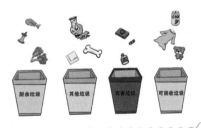

一、让垃圾分类走入校园

辛苦的清洁工阿姨

这天放学，小桃和几个同学来打扫卫生，大家把班级打扫干净之后，拿着装好的垃圾袋走向了垃圾投放点。在垃圾投放点，小桃看到有几位阿姨正对整个学校的垃圾进行初步分拣，看着她们满头大汗的样子，小桃真的感觉她们非常辛苦。

她们看到小桃走过来，向她说道："小朋友，你的垃圾袋先不要扔进垃圾桶里面去。学校里的垃圾以纸张居多，这些垃圾如果都倒进垃圾桶被垃圾车拉走，后面就不好分拣了！"

小桃听话地把垃圾袋递过去，果然看到阿姨从垃圾袋里挑出了纸张放进了一个大垃圾袋。阿姨一边做这件事一边自言自语地说："听说很多城市已经开始垃圾分类了，什么时候咱们这里也进行垃圾分类就好了！"

听了阿姨的话，小桃陷入了思考。看电视的时候确实听说上海、北京都开始垃圾分类了，垃圾不都是要倒掉吗？为什么一定要分类呢？

老师来答疑

在日常生活中，我们无时无刻不在"生产"垃圾，而身边的环境之所以能够保持整洁干净，原因就是有清洁工人的努力。但是，随着我们垃圾生产得越来越多，清理垃圾所需要的人力和物力也就越来越多，与此同时，更多的垃圾需要更大的处理站、填埋站，既不利于环保也不利于回收利用，因此，垃圾分类势在必行。

进行垃圾分类的主要原因

1. 循环利用

垃圾分类是处理垃圾的一种科学管理办法。通过垃圾分类，我们可以将一些有用的物品从垃圾中分离出来，重新利用，继续发挥它们的价值。

2. 减少垃圾

垃圾分类可以减少三分之二的生活垃圾，大大地为城市减少垃圾负担量，所以垃圾分类是解决垃圾围城处境的最佳办法。

3. 创造健康环境

我们正处在一个与垃圾共生的社会，如果垃圾不经过处理就任意丢弃到自然界中，势必会进入食物循环，进而影响到我们的健康。给自己营造一个健康的环境，首先就要从减少自然界的垃圾开始。

绿水青山就是我们最大的财富，如果没有绿水青山，我们就不会拥有金山银山。垃圾分类就是创造绿水青山的重要途径，只有用心爱护我们的环境，才能让我们的生活更加美丽和舒适。

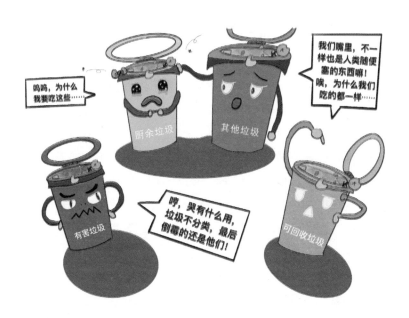

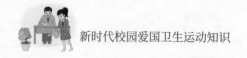

二、校园垃圾要怎样去分类？

一堂垃圾分类课

这天，又到了校园爱国卫生日，这次卫生日的主题是"垃圾分类"，这正是小桃最近思考的问题。

在黑板上，老师写出了四个大类：可回收垃圾、厨余垃圾、有害垃圾和其他垃圾。老师问道："小朋友们，有知道这些垃圾的分类方式的请举手！"

小桃和几位同学举起了手。

"非常好！"老师说道，"那么，谁能告诉我，在咱们的学校里，这些垃圾分别有哪些呢？"听到这句话，很多小朋友却陷入了沉默。是啊！校园里的垃圾应该怎样分类呢？

老师来答疑

在日常生活中，我们都会对自己常见的垃圾进行分类，但是，在校园这个特殊环境里，很多小朋友可能就会产生垃圾怎样分类的疑问了，那么校园垃圾分类的标准到底是什么呢？

按照日常垃圾分类，我们也可以将校园垃圾分为上面四种，只不过有别于生活垃圾，校园里面的可回收垃圾往往更多，而厨余垃圾往往较少。

1. 可回收垃圾

顾名思义，可回收垃圾是指那些可以重复利用的生活废弃物。在校园里，我们最常见的可回收垃圾包括：纸张、书本、杂志报纸、塑料文具、金属类文具和一些坏掉的旧衣物。可回收垃圾应当放到蓝色或带有可回收标志的垃圾桶内，投放时应当轻投轻放，保持垃圾桶的清洁干燥。

2. 厨余垃圾

厨余垃圾又被叫作湿垃圾，是指日常生活中进行食品加工、饮食等活动中产生的垃圾。在校园里，我们小朋友遇到的厨余垃圾并不多，一般只有午餐时剩下的饭菜、果皮等。投放厨余垃圾时，有包装物的厨余垃圾应当将包装物去除后分类投放。

3. 有害垃圾

有害垃圾是指存在有毒物质，对人体健康或者自然环境会造成直接或者潜在危害的垃圾。在校园里，我们最常见的有害垃圾是电池，除了电池，我们还可能遇到的有害垃圾有小朋友带到学校的药物、温度计、灯管等。有害垃圾应当投放在红色垃圾桶内，投放时应当将易挥发的物品密封好再投放。

4. 其他垃圾

其他垃圾又叫做干垃圾，它是指既不属于可回收垃圾和厨余垃圾，也不属于有害垃圾的其他废弃物。其他垃圾的危害性比较小，但是一般没有什么利用价值。我们小朋友遇到最常见的其他垃圾包括粉笔灰、粉笔头、陶瓷制品等。其他垃圾应当投放在灰色垃圾桶内，一些难以辨识类别的生活垃圾通常应当投放在其他垃圾桶内。

了解了校园垃圾该如何分类之后，就让我们到校园里去走走，看看你能不能辨认出各种的垃圾。

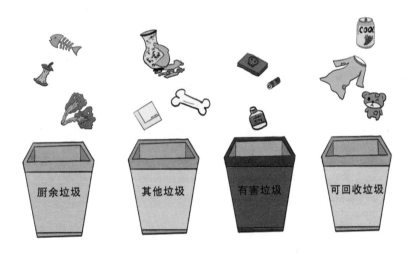

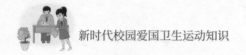
三、减少垃圾，做好节约是关键

让垃圾消失

在这天的课堂上，老师又提起了垃圾分类的问题。在和同学们讨论的时候，小桃站起来兴高采烈地说："老师，我有一个办法让垃圾都消失！"原来，小桃在上周观看了一个纪录片，讲述的就是一些国家减少垃圾的办法。

老师问小桃有什么办法，小桃接着说："老师，我看节目里说，要想让垃圾都消失，最好的办法就是根本不产生垃圾。我想让全班同学和我保持一周的时间，节约使用所有的东西，看看是不是真的会让垃圾消失。"

老师听了小桃的说法，觉得很有趣，于是制定下了为期一个星期的节约班规，要求班级里每个人都遵守。就这样，一个星期过去了，班级的垃圾果然少了很多，虽然没有做到让垃圾全部消失，但也离这个目标不远了。

老师来答疑

我们每天都要消耗很多资源，产生大量的垃圾，而地球上的资源已经越来越少，垃圾也严重破坏了我们的环境，甚至威胁着我们的校园和社会。而减少垃圾最好的方法就是节约。那么，节约的生活应该怎样展开呢？

1. 减少一次性用品

例如，在校园里，我们每个人都准备自己的水杯、餐具，从而减少一次性纸杯、餐具的使用；我们可以用记号笔代替粉笔，甚至用PPT代替板书；对于纸张，我们要做好珍惜使用和破旧回收。

一次性用品能够给我们的学习和生活带来便利，但却也是垃圾产生的重要来源，因此，减少使用一次性用品，就是阻断了很多垃圾产生的渠道。

2. 减少各种包装

每到节日，小朋友们总会互相馈赠礼物，尤其是新年这种重大节日，每个人的礼物更是多到数不过来。在赠送礼物的时候，我们应该尽量减少包装，这种习惯不仅仅应该在校园里保持，也应该带回到家中，传递给我们的家长和亲友。

要知道，我国每年用于月饼包装上的费用就高达20多亿。每100万个月饼包装盒至少需要耗费40棵树木，一个中秋节"吃掉"的树木高达6000多棵。这还仅仅是一个中秋节而已，我们中国的节日那么多，再加上生日、喜日的礼物，不知道要耗费多少包装。

购物时，尽量
使用环保购物袋

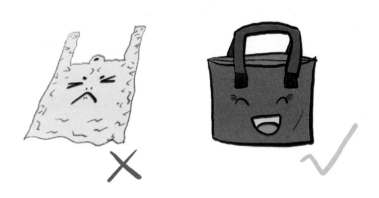

3. 节约用餐

我国每年在餐桌上浪费的粮食接近全国粮食总产量的十分之一，这些粮食如果都换成钱，可以供给好几个非洲贫困的国家，养活至少1亿人口。因此，在日常生活中，我们应当做到节约粮食。现在我们的学校都供应午餐，在吃午餐的时候，我们应该保证吃多少拿多少，不要浪费。

而在外面餐馆就餐时，我们也要提醒家长和亲友应当适当点餐，不要

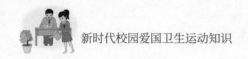

暴饮暴食和铺张浪费。如果就餐后有剩余的食物没有吃完，可以打包带走。这样做既能合理消费，又能减少厨余垃圾的产生。

4. 捐赠多余物品

我们每个小朋友每年都会添置很多新的玩具、文具、衣物等等，有了新的东西，那么，有些旧的东西便显得多余了。这些东西除了扔到垃圾桶丢掉了事之外，还可以通过捐赠或者交换的方式，让这些东西在别人那里得到再利用。

例如，有些衣服我们穿起来已经旧了、破了，但我们可以捐赠出去，让它们转移到一些需要的人手中，说不定在他们的手中，这些东西还能够变废为宝呢！

很多垃圾都是丢掉的财富，而这些财富之所以被丢掉，就是因为我们的浪费。保持勤俭节约的好习惯，这不但能够减少我们的校园垃圾，也会让我们的生活越来越精致美好。

四、垃圾分类一问一答

错用的矿泉水瓶

垃圾分类的教育已经开展一段时间了，小朋友们都觉得自己学到了很多东西。这一天，老师说要考察一下大家的学习成果，于是，一场垃圾分类一问一答比赛就在班级展开了。

在比赛中，小桃和朋友叶子的成绩都很不错。但在一个问题上，两个人却同时为难了。这个问题是"矿泉水瓶能不能重复使用？"

这个问题两个人的回答都是肯定的，但老师却给出了否定的答案。而且，老师不仅说矿泉水瓶不应该重复使用，甚至说要杜绝这种行为。"重复使用难道不是节约的好办法吗？"小桃对这个问题感到迷惑不解。

老师来答疑

矿泉水瓶为什么不能重复使用呢？这是因为矿泉水瓶是用食品级的塑料做成的。因此，它的耐热性很差，只适合在低温情况下使用。如果长时间在阳光下暴晒，或用于盛放热水，则会溶解出一些有害物质，所以，在日常生活中反复利用饮料瓶，尤其是反复用来喝水，虽然可以达到节约的目的，但对我们的健康却是有负面影响的。

除了矿泉水瓶这个容易忽略的问题，关于垃圾分类，还有一些容易让人错误理解的小问题需要我们特别注意：

所有的水果和果核都属于厨余垃圾吗？

厨余垃圾包括瓜皮果核，但并不是所有的水果核都属于厨余垃圾。一般苹果核、梨核都是属于厨余垃圾，但是像桃核、榴莲核、菠萝蜜核这些坚硬的果核则属于其他垃圾，因为这些果核不容易腐烂，并且很难完全被分解。

饮料和饮料容器怎么扔？

饮料瓶属于可回收垃圾，丢弃没喝完的饮料瓶时，应当把没喝完的饮料倒掉，然后把饮料瓶清洗干净后放入可回收垃圾桶内。

而奶茶杯属于其他垃圾，丢弃没喝完的奶茶时，应当把没喝完的奶茶倒入下水道，奶茶内的固体物放入厨余垃圾桶内，奶茶杯放入其他垃圾桶内。

零食和零食包装袋怎么扔？

零食包装袋一般是由两种以上的复合材料制作而成的，属于其他垃圾，但是零食一般容易腐烂，属于厨余垃圾。因此，在扔没吃完的零食时，应当把零食放入厨余垃圾桶内，然后把零食包装袋放入其他垃圾桶内。

干果怎么扔？

干果仁容易腐烂，属于厨余垃圾，但是干果壳通常比较坚硬，应当放入其他垃圾桶内。如果需要丢弃过期的干果，那么一般不需要将干果和干

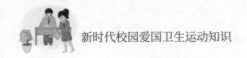

果壳——分离，直接把剩余的干果放入其他垃圾桶即可。

废弃的数据线属于什么垃圾？

废弃的数据线经过回收后，可以循环再利用，因此废弃的数据线属于可回收垃圾。此外，我们常见的数码配件通常都属于可回收垃圾，比如废旧手机、充电器、支架器、手机屏、手机芯片等等。

画画时剩余的颜料属于什么垃圾？

颜料属于其他垃圾，因为虽然颜料中含有一些有害物质，但是现在大部分的颜料都经过特殊处理，它们的毒性已经大大降低了。而且，颜料中大部分的微量毒素都可以通过人体代谢吸收掉，不会对人体产生很大的危害。

班级里应当怎样设置垃圾桶？

班级里的垃圾和生活中的垃圾一样，都要进行垃圾分类。但因为面积有限，班级可以用普通垃圾桶代替分类垃圾桶，不过，垃圾桶上必须有明确的垃圾类别标志。

第五章

校园全面卫生无死角

- 从小养成好的如厕习惯

- 让水流带走脏东西

- 香烟的危害千千万

- 不饮酒，不涉毒

- 校园卫生小公约

- 爱护花草树木，也是卫生的要求

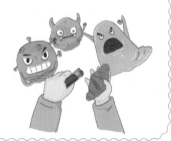

一、从小养成好的如厕习惯

不愉快的经历

下课铃刚响，小桃就急急忙忙地往女生厕所走去。她刚才喝了太多水，现在她有点儿憋不住了。女生厕所前面排队的人有点多，好不容易快轮到小桃了，有个又高又壮的高年级学姐一下子就挤到了小桃的前面。小桃本来想和她理论，可看看她的身材，小桃又不敢说话了。

上完厕所，小桃去洗手的时候，看到那个学姐又在厕所洗手池的玻璃上用彩笔画了一个人脸，因为嫌难看又用手随意乱擦，弄得玻璃上脏兮兮的到处都是。她回到教室和好友小丽说了这件事，小丽气愤地说："真是太不文明了！"

同学们听完了小桃的故事有何感想呢？你们认为故事中哪个环节出了问题？我们心目中的厕所应该是什么样子？我们应该怎样维护厕所文明？

老师来答疑

上厕所是我们日常生活中经常用到却很少提及的一件事，然而，这件事却也关乎着我们每个人的健康。一百年前全球各地都流行霍乱等传染病，很大程度上都是因为厕所不卫生。因此，了解厕所卫生，养成好的如厕习惯是我们每个同学都应该做到的。

1.理想中厕所的样子

物品的摆放整洁有序，地面墙面一尘不染，做不到香气怡人至少不要臭气熏天；厕所隔间最好有个门，能上锁能放贵重物品，能保护好同学们的隐私；便池及冲水按钮干净无污染，厕所内气氛安静令人舒适等等。

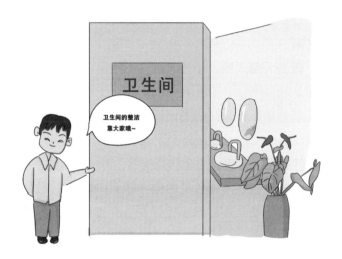

2.为了打造理想中的厕所环境，作为学生，我们能做些什么

首先我们要培养文明意识，要明白校园文明需要靠大家，需要每一位同学的努力。文明是一种素养，有句话说得好："如果你失去了今天，你不算失败，因为明天会再来；如果你失去了金钱，你不算失败，因为生命的价值不在于金钱；但如果你失去了文明和礼仪，你就真的失败了，因为你失去的是做人的底线。"

其次作为学生，在校园里就要遵守校园文明，在厕所就要遵守厕所文明。厕所文明是校园文明的一部分，小厕所也有大文明。

每个学校都有自己的文明公约，例如：

注意安全，进出厕所放慢脚步，防止与他人相撞，滑倒摔伤。禁止在厕所内嬉戏打闹。

有序排队，在人多的时候遵守秩序，主动排好队。做到不以大欺小、不插队。

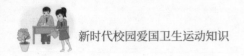

文明用语，进入厕所不要大声喧哗，保持安静，不说脏话，不做其他不文明的事。

爱护公物，爱护厕所内部公共设施，不踢门，不踩纸篓，不在厕所的墙壁上面乱涂乱画。

文明如厕，做到大便入池，小便入坑，不随地吐痰，不给清洁阿姨和值日生造成负担。

便后冲水，切勿随手将物品扔进便池，垃圾要准确地放入纸篓，以免造成便池堵塞。

厕后洗手，注意个人卫生，防止沾染细菌，养成厕后洗手的好习惯。

除此之外，我们还会在清晰可见的地方贴上标语，时刻提醒同学们不要忘记讲文明。值日生要认真仔细，抓好卫生清洁工作，切记，不要放过任何一个卫生死角。

纸篓要放垃圾袋，垃圾满了要及时倾倒，做到勤倒垃圾勤换袋，防止细菌滋生蔓延；地面要保持清洁干燥，防止地面有水，学生滑倒发生意外；定期对厕所的地面、墙面、门窗、隔板、卫生洁具、便池、水池、冲水按钮和门把手等进行消毒；厕所内部要进行至少一天两次的通风换气，不要给厕所留下异味的机会。

二、让水流带走脏东西

小桃的小脏手

课间小桃在座位上吃零食，只见她左手一口火腿、右手一片面包吃得正香。班主任老师从旁边经过，发现小桃那抓着零食的手上，指甲缝里还有黑黢黢的泥呢！

老师走过去，把小桃手里的零食抢下来放在一边，领着她去水房好好洗了一次手。老师一面帮她洗手，一面说："你看，我们的双手要摸很多很多的东西，上面沾染了很多很多的细菌，如果洗不干净手，这些细菌就会跑到我们的眼睛、嘴巴、鼻子里面去。"

小桃小心翼翼地说："老师，其实刚刚我已经洗过手了，这才用手抓面包和火腿的。"老师拎起刚刚给小桃洗好的一只手，和另一只没来得及洗好的手做对比，"你自己瞧瞧，你刚刚就是用这样一双小黑手抓食物的，那么这些黑黑的脏东西就会随着食物跑到你的肚子里。"

小桃一听脏东西会跑到自己肚子里，吓得忙把手拿到水龙头下面洗了一遍又一遍，这下终于是干干净净了。

老师来答疑

科学家调查显示，一双未洗过的手上最多可藏80多万个细菌，平均每一只手上有多达150余种的细菌。这些细菌最喜欢藏在我们的手指缝和指甲盖里。

其中有的细菌可以被我们身体里的免疫系统消灭掉，但有一些需要靠仔细洗手来清除和消灭。

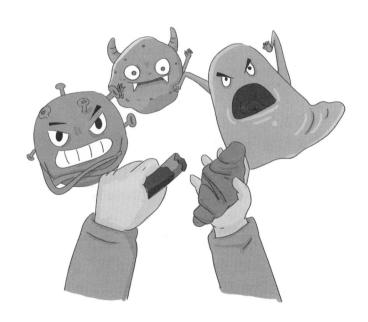

有的细菌和病毒存活时间是很长的，像病毒在毛巾中最多可以存活15分钟，而在手机表面可以存活24个小时。

因此在把玩电子产品时，记得之前和之后都要仔细洗手，每天用酒精棉片给手机、电脑鼠标、游戏机等消毒。

乘坐电梯、公交车，哪怕是到了自己家门口，最好用指关节按动按钮，不要用手指或大面积的皮肤直接接触按钮。

回家的第一件事情就是先把手洗干净。洗手也要采用正确的洗手方式，不能像故事中的小桃一样，洗过的手上还有清晰可见的脏东西。

洗手时，要让水流将手上的部位冲洗全面。手指缝、指甲缝和手腕是三个最容易被忽视的地方，因此，残留的细菌病毒也可能最多。

正确的洗手步骤为5步：

1. 让流动的水流打湿双手

2. 取适量洗手液、洗手皂于手中揉搓出泡沫

3. 在流动的水下彻底冲干净泡沫

4. 用毛巾或纸巾擦干双手

5. 取适量护手霜护理手部肌肤

其中，揉搓泡沫这一步很关键，我们可以记一句七字口诀：内外夹弓大甲腕。

内——指双手掌心相对揉搓

外——指双手手背相对揉搓

夹——指双手十指交叉揉搓

弓——指手指弯曲紧扣转动揉搓

大——指一只手的大拇指握另一只手手心转动揉搓

甲——不管是流动的水，还是泡沫，都不要漏掉清洗指甲缝的位置

腕——不管是流动的水，还是泡沫，都不要漏掉清洗手腕的位置

另外，长期使用洗手液或香皂，可能会导致手部肌肤干燥，因此在洗手后使用护手霜等可以很好地保护同学们的双手，尤其是在秋冬两季，更要注意做好手部肌肤的护理。

三、香烟的危害千千万

小桃的哥哥爱吸烟

小桃的哥哥在上初中三年级，一天下午放学，哥哥来小桃的教室门口接小桃。这一堂恰好是小桃班主任老师的课，班主任老师对教学时间把握准确从不压堂。因此下课铃一响，班主任老师便拿着教具开了门走出来，刚好看见小桃的哥哥将抽完的烟屁股随手丢进了花坛里。

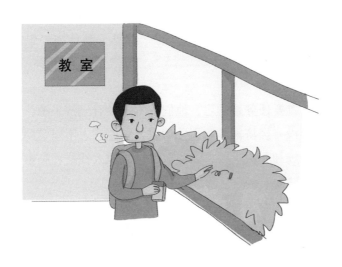

老师一脸怒容，不高兴地教育道："小小年纪就开始抽烟，你知不知道在校园里抽烟，不仅危害自身，而且还会污染校园环境，把教室、走廊搞得乌烟瘴气。你以为不把烟头扔在地上就没事了？我在教室里就闻到了一股子烟味！"

小桃背上书包走出来的时候，刚好听到自己的哥哥被训诫，忙拉着老师："老师老师，快说说我哥哥，他经常抽烟还一抽就咳嗽。"班主任老师语重心长地说："那就是了，香烟点燃后产生的气体刺激人体肺部，长期抽烟对身体有百害无一利啊！"

老师来答疑

吸烟有害健康，这本应是一个人尽皆知的常识。但是吸烟的危害是一个缓慢的过程，短时间内没有明显的症状，所以在同学们心目中没有形成一个客观准确的概念。很多人都抱着好奇心理、侥幸心理在吸烟。下面给大家来普及一下中小学生吸烟的危害及相关知识。

1. 生理危害

中小学生正处于生长发育的青春期阶段，身体器官尚未发育成熟，难以抵御香烟的极大危害。研究表明：吸食香烟会影响青少年的思维能力，导致思维中断、记忆力减退，降低联想、计算、辨认力、想象力和注意力等。

2. 经济危害

中小学生的首要任务是学习，他们基本上没有经济来源，完全依赖于父母的支持。当没有经济来源购买香烟时，一些意志不坚定的同学可能会采取一些极端措施和非法手段，如盗取父母或他人钱财、勒索、抢劫等不可取行为。

3. 道德危害

吸烟不但危害自身健康，还污染空气，损害他人健康。二手烟雾中含有4000多种化学品，其中已知的至少有250多种有害物质，50多种致癌物质。可以说，在公共场所吸烟，让他人吸二手烟，是一种很不道德的表现。

4. 成分危害

吸烟者在吸入香烟的过程中，香烟经不完全燃烧产生一系列热分解和热合成的化学反应，形成3000余种新的、复杂的有害物质，包括尼古丁、烟焦油、一氧化碳、氢氰酸、氨及芳香化合物等一系列有毒物质。

烟草中的尼古丁是一种无色透明味苦的油质液体，能迅速溶于水或酒精中，通过口、鼻、支气管黏膜被机体吸收。它是造成人们吸烟成瘾难以戒除的主要因素。

医学院研究表明，烟草制品中的尼古丁能够迅速被机体中的血液吸收，刺激肾上腺释放肾上腺素，肾上腺素又刺激中枢神经系统，从而影响血压、呼吸和心率。

一支香烟所含的尼古丁的量足以毒死一只小白鼠。20支香烟中尼古丁的量可以毒死一头牛。

法国某俱乐部曾经举办过一场吸食香烟的比赛，优胜者以共计吸食60支香烟的好成绩获得冠军，可是，他还没来得及领奖，就生命垂危了。

烟焦油烟气中会产生一种棕色油状致癌物，它由好几种物质混合而成，被人体吸收后，会在它所接触到的组织中产生癌。一个每天吸食15到20支香烟的人，患肺癌、口癌、喉癌的概率要比不吸烟的人大14倍。

在人类疾病中，得了肺癌的人，有85%是由于吸烟造成的；得了口癌的人，有60%与吸烟有关；得了肾癌或膀胱癌的人，有35%与吸烟有关。与吸烟者共同生活多年的人，比普通人患癌的概率多出6倍。

四、不饮酒，不涉毒

小桃的聚会

小桃哥哥的同学聚会上，有男生点了酒，预备用作游戏惩罚。一位女同学因为不愿意在同学面前认输，饮酒过度，结果引起重度酒精中毒，当场就昏过去了。

女孩被送到医院时已完全昏厥，并出现休克、口吐白沫等症状，医生说有双目失明的可能。经医护人员洗胃、注射药物等一系列抢救措施后，方才脱离危险。

在这件事结束之后，医生把同学们的家长好一顿批评，而家长们也面红耳赤，看来，大家平时真的是疏忽了对孩子不能喝酒的教育。

有同学会问："喝酒真有这么吓人吗？""我家长天天喝酒也没喝去医院啊？""家长都能喝酒，为何青少年不能？"

其实，不仅仅是我们国家不允许小朋友喝酒，世界上几乎所有国家都对小朋友喝酒做出了禁止，这主要的原因是酒精对人体有较大的危害，而这些危害是小朋友们难以承受的。

老师来答疑

1. 酒是什么？

酒，狭义是指所有含酒精（又称乙醇）的饮料，以粮食为原料经发酵酿造而成的。酒的种类繁多，不同的酒有不同的度数。饮用酒的浓度在60%以下，少数烈性酒浓度可达65%。

广义上来说，酒还包括浓度在75%以上的医用酒精和99.5%以上的无水乙醇。

2. 酒的危害。

①酒精本身是一种麻醉剂，能够麻痹神经、影响中枢系统、诱导疾病发生。酒精会使人早衰，对身体损害严重，甚至会影响身体的正常发育。

②喝酒容易引起脑内神经递质的变化，使身体产生酒精依赖，不停地想要喝酒，不喝酒会出现戒断反应，包括出汗、舌颤、心悸、烦躁、焦虑等。

③酒精还会抑制呼吸中枢，造成呼吸停止，血糖下降等致命因素。酒后情绪不稳定，易激动，易与人发生冲突，具有高犯罪率。

④酒后精神恍惚，影响工作学习效率。酒后宿醉，会使身体中的水分脱离身体细胞进入血液和尿液中。

⑤酒精可使身体表面血管扩张，除了使人面部肌肤看起来红彤彤外，还会使身体组织过分散热。冬日饮酒会造成体温降低，身体冰冷。

⑥一次性大量饮酒会造成急性胃炎，持续性大量饮酒会造成更加严重

的慢性胃炎。

⑦酒精进入人体，会被肝脏器官分解代谢，大量饮酒会给肝脏造成负担。

3. 青少年为何不能饮酒？

①青少年正处于生长发育的黄金时期，身体各个器官发育还不成熟，饮酒对青少年的危害更重，会抑制身体的正常发育，对于男性而言，有可能导致阳痿。

②青少年饮酒会导致学习成绩退步。喝酒会使人不思进取，终日浑浑噩噩，醉得东倒西歪，无法集中注意力，导致成绩退步。

③青少年饮酒更容易引发犯罪。青少年没有收入来源，有的学生为了解酒瘾，采取骗、偷、抢等非法手段来获取资金。

④青少年阅历尚浅，遇到事情容易冲动，加之酒后情绪难以把控，很容易挑衅滋事，做出令人后悔的举动来。

⑤第三类毒品出现后，越来越多的毒贩把手伸向了青少年，他们将毒品伪装成各式各样的零食玩具。不法分子在青少年的酒水中投毒，青少年自我保护意识薄弱不易察觉，一旦中招，后果不堪设想。

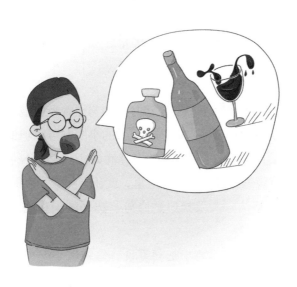

因此，中小学生要坚决对酒品和毒品说不，能远离就远离，能离多远就离多远。

五、校园卫生小公约

爱国卫生黑板报

校园爱国卫生运动开展了有段时间了，这一天，老师在班会上表扬了小桃等几个积极参加活动的同学。见到小桃几个人受到表扬，其他同学羡慕极了。这个时候，坐在教室后排的小昊站起来说："老师，我也想要像小桃他们一样，积极参加活动，可是，我没有他们懂得多，不知道该怎样去做，您交代的事情我也经常忘掉，要是您能一直提醒我就好了！"

老师笑着说："小昊同学的态度是好的，但他总是忘记老师交代的事情确实不好，有哪位同学能够帮老师想想办法吗？"

只见小桃高高举起手说："老师，如果能够把爱国卫生运动做成一期黑板报，把您交代的事项做成班级公约，不就可以时时刻刻提醒同学们了吗？"

听了这话，老师竖起了大拇指，不住地点头并夸奖小桃"真聪明"。

老师来答疑

在班级里，为了让每个小朋友都时时刻刻想着爱国卫生运动，每天都能记住爱国卫生运动的事项，有艺术能力的小朋友可以辅助老师将爱国卫生运动做成板报，而板报上最重要的内容就莫过于班级公约了。

班级公约应该怎样设定呢？在这里，就让老师给大家提供一个范本：

服装干净要整洁、头发指甲勤修剪、洗手洗头和洗澡、个人清洁做得好。

饭前便后要洗手、远离小吃和零食、每顿饭菜吃得饱、不喝生水和饮料。

果皮纸屑不乱扔、随地吐痰要不得、放学之后要扫除、翻好凳子才能走。

坐姿站姿要标准、养成用眼好习惯、课间放学不打闹、认真学做广播操。

班级卫生小评比、每周一次少不了、同学之间互相看、谁做得差谁最好。

除了上面类似顺口溜的公约之外，小朋友们还可以自然地进行爱国卫生运动评比，将评比作为公约的一种形式。例如：

个人卫生分为衣服整洁、头发指甲、随地吐痰、乱丢垃圾、课下打闹五个评比环节，每一个环节有优秀、及格和不及格三种，优秀加2分，及格加1分，不及格减1分。

班级做好值日安排，值日生必须按时到校清扫卫生，每做1次加1分，缺席一次减掉1分。参加值日但不主动清扫卫生者，个人减少1分，并且需要补扫除1次。

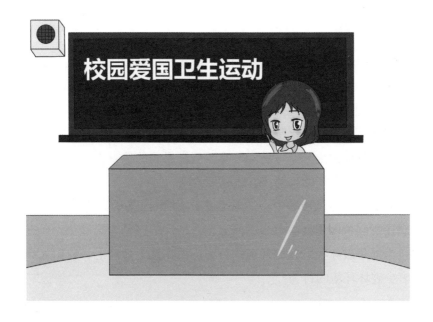

每一周进行一次个人评分总结，评分前三名的同学给予奖励，评分靠后的同学要给予批评。

六、爱护花草树木，也是卫生的要求

飞扬的尘土

秋日的早上，妈妈送小桃去上学。受冷空气和内蒙古气旋的影响，外面的天空暗黄暗黄的，空气中有很多扬沙和灰尘，根本就看不清路面。

小桃和妈妈戴着口罩艰难地推着自行车行走，时不时还会被风沙迷住眼睛。好不容易到了学校，小桃坐在教室里听着窗外呼啸刺耳的风声，即便开了灯，也还是有些看不清黑板。小桃就问老师："老师，为什么空气中会有这么多的沙尘呢？"

老师来答疑

聪明的同学们，你们能帮助老师回答小桃的问题吗？大风沙尘天气是怎样形成的？我们应该怎么做才能够改善空气质量，减少沙尘天气呢？

大风沙尘天气多发生在春季，这是由于气温回升，而南北方温差较大，引起空气的温度变化所导致的。

在气温较冷的地方空气质量较重，气候温暖的地方空气质量较轻，一重一轻就形成了空气的流动，就形成了大风。

至于空气中的风沙和尘土，则是由于我们的生存环境被破坏导致的。想一想在我们校园里面，有多少同学踢过树，踏过草，摘过花，抓过鸟，这些行为都是破坏我们校园环境的行为。而在整个地球上，我们人类又做出了多少破坏环境的行为？

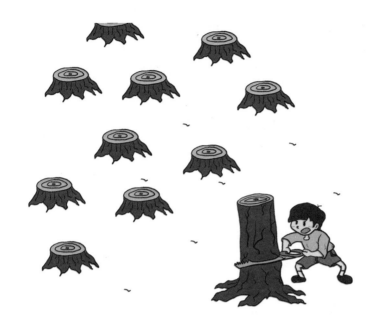

据有关专家统计，由于环境污染、气候变化带来的影响，目前全世界每年消失的植物就有几十种，甚至上百种不等。照这个速度发展下去，用不了一万年，地球上的植物就所剩无几了。

也许那时我们就再也看不见原始森林、广袤原野、绿绿的草原，就连我们的校园也会光秃秃的。

但是只要我们从现在起行动起来，一切就都还来得及。因此，当你在花坛里看见某位同学在摘花的时候，我们有权利阻止他，告诉他："小花也是有生命的，花朵可以供我们观赏，还可以净化环境、美化环境，如果你把它摘了，就等于害死了它！"

当这位同学在你的劝说下，及时停止了摘花行为，说明你们两个都做得很棒，都将受到老师的表扬与鼓励。

当你看见有人要践踏草坪时，你同样可以制止他："小草也是我们的朋友，它的生命很脆弱，请温柔一点，不要踩踏！"

　　我们要珍惜脚下草，勿折枝头花，爱护校园的绿化设施。我们还可以画漂亮的手抄报，把它们贴进橱窗里，积极向周围老师、同学、亲人和朋友，宣传绿色理念，做倡导绿色文明的先锋者。

　　除此之外，我们还要知道，我们所用的铅笔、纸张等一些文具，全部都来源于植物。因此，我们还要爱护我们的文具，尤其不要浪费纸张，不能随意撕扯书和本。还要积极地参与种花种草、植树造林活动，做爱国卫生运动的践行者！

第六章

健康素养日日提

- 少去人多的地方聚集

- 让我们一起学习佩戴口罩

- 保护视力，让我们来爱护眼睛

- 社交距离是多远

- 保护野生动物，就是保护我们自己

- 分餐制、使用公勺公筷

- 健康生活，心理卫生也重要

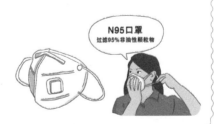

一、少去人多的地方聚集

难闻的"人味"

小桃的朋友露露是一个有些文静的小女生，她有个习惯就是喜欢清静，不爱去人多的、拥挤的地方。一天，同学们在教室里讨论起这一话题：你喜欢待在人多热闹的地方还是人少安静的地方？

当露露发表完类似于嫌弃人多的地方有难闻的"人味"的观点的时候，小伙伴们都皱起了眉头表示质疑。于是，他们跑去向班主任老师请教。

班主任老师说："热闹的地方适合偶尔去一次，但不适合我们常去。至于难闻的'人味'也确实存在，不过我的理解是人多的地方空气不新鲜，不够卫生，不够安全，不够健康！"

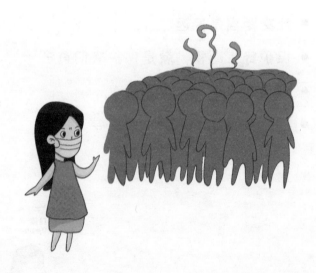

老师来答疑

1. 传染病爆发期少聚集

流行性感冒等呼吸道疾病，一年四季都会发生。《黄帝内经》有言："虚邪贼风，避之有时"，意思是说对于能使人致病的风邪，我们要尽可能地远离。

这就要求我们及时关注天气变化，天凉加衣注意保暖，做好个人防护，少去人员太多的地方聚集。

比如大雾、雾霾天气，不仅给我们的出行带来诸多不便，空气中的悬浮物质也会对我们的呼吸道产生影响。

青少年的呼吸道、气管、支气管黏膜又薄又嫩，肺部肺泡数量较少，弹力纤维发育较差，间质发育旺盛，更容易受到呼吸道病毒的感染。

每当冷空气来袭，感冒发烧的病人就会增多，人员密集的地方最容易出现交替感染，感染面积扩大不知道多少倍。

所以专家建议我们，空气质量好时，勤开窗勤通风勤出去走动；空气质量差时，少出门少聚集，尽量减少户外活动。如果一定要出门，记得要佩戴好口罩。

2020年开年以来，全球各地陆续报告多起新型冠状病毒感染的肺炎聚集性病例。什么是聚集性病例？

聚集性病例指14天内在小范围发现两例及以上确诊病例、轻症病例或无症状感染者，且存在因为密集性接触导致的人际传播的可能性，或因共同暴露而感染的可能。

通俗来讲，聚集性比例是加速病毒扩散的重要因素，因此，少出门、少聚集，便可以切断病毒的人际传播途径。

2. 哪些地方属于人员密集场所？

人员密集场所指人数超过50人的公众聚集场所。如医院的门诊楼、病房楼，学校的教学楼、食堂、宿舍楼，养老院，托儿所，幼儿园，福利院，火车站，汽车站，公共阅览室，博物馆，展览馆，宗教活动场所，劳

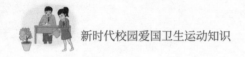

动密集型企业的生产加工车间、员工集体宿舍，旅游活动场所等。

这些场所存在着一定的安全隐患，比如消防安全事故、治安案件、刑事案件、群体性事件以及群体传染等。

3. 同学们在上学期间，如何做好个人防护？

在校期间，要保持教室通风状况良好，课间最好不要继续待在教室里面，要多出去透气，去水房勤洗手。不确定手指是否清洁时，不要用手接触口、鼻、眼等部位。

出入人员密集的场合，如公交车上、超市里要佩戴好口罩，与他人保持一定距离，尽可能地避免身体接触。触摸过扶手等公共物品后，要记得及时地给手消毒。

当口罩不小心被分泌物弄湿或弄脏时，应及时更换新的口罩，避免口罩被病菌污染，进而传染给人体。

密切关注自身健康状况，一旦出现发热、干咳、呼吸急促等症状，立即上报老师、学校医务室，说明自身健康状况，并按要求就诊。

二、让我们一起学习佩戴口罩

口罩的认知

露露得到班主任老师的认可十分开心，没想到自己不喜欢去人多的地方聚集居然是个好习惯。但是如果一定要出席这种场合，露露可以采取什么措施来应付传染病和难闻的"人味"呢？

班主任老师笑眯眯地为露露出了一个好主意——戴口罩！戴口罩不仅可以将难闻的气味隔绝在外，还可以保护我们的呼吸道，以免吸进脏东西影响肺部。

露露决定周六就让妈妈带着自己去买口罩，可是到了商店，琳琅满目的口罩又让露露犯了难，那么多口罩该怎么选择呢？

老师来答疑

1.了解各种口罩包装上面的术语

①N95

N95口罩指的是满足美国国家职业安全卫生研究所（NIOSH）审查标准的口罩。"N"表示不耐油，"95"表示该产品能够过滤掉空气中95%的颗粒物。"N95"表示在NIOSH标准下，口罩能够过滤掉空气中95%的非油性颗粒物。非油性颗粒物包括微生物、粉尘、酸雾、漆雾以及人说话或咳嗽时产生的飞沫等。

N95属于高级防护级别、带有呼吸阀的罩杯式口罩。这种口罩主要用于疫区佩戴或专业防毒时佩戴，日常佩戴的话，由于口罩材质较厚，会造成呼吸困难、头晕眼花等症状。

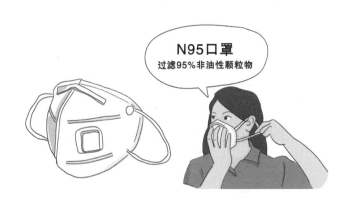

②KN95

一般来说，KN95和N95的防护效果一样，不同之处在于，"KN"符合的是中国标准，"N"符合的是美国标准。

KN95口罩是满足国家质量监督检验和检疫局、国家标准化管理委员会（GB2626）标准的口罩。KN95可以过滤95%的空气中的0.075微米以上的非油性颗粒物。

③KF94

KF94同KN95和N95的防护级别相同，只是不同的国家有不同的标准。KF94是满足韩国食品药品管理局（MFDS）审查标准的口罩，能够过滤掉空气中94%的直径大于0.4微米的颗粒物。

2. 口罩的正确佩戴方法

①分清楚口罩的上下、正反

将口罩展开，深色的一面为正面，正面朝外；浅色的一面为反面，反面朝里。应把浅色的一面贴近我们的脸部。

口罩的上面应有一个金属鼻梁条，可根据鼻形固定口罩边缘，防止脏空气的进入。没有鼻梁条的一侧就是口罩的下面了。

②清洗双手，避免用已经被污染过的、不干净的手去接触口罩的内侧面。也不要用手挤压口罩，因为口罩只能够把病毒隔离在口罩的外表层，用手挤压的话，病毒就会进入到口罩的内表层，被我们吸入体内。

③佩戴时先覆盖住口鼻，然后将口罩的两根带子挂在耳后（有的是一根带子挂在脑后），然后调整鼻梁条，将口罩褶皱处拉伸至盖住下颌，使之形成立体的呼吸空间。戴好后呼气，看看空气是否能够从口罩边缘漏出。

④一次性口罩最多可佩戴6到8个小时。通常不可重复佩戴，如需二次佩戴，请在初次佩戴结束时将口罩对折放好，绝对不可以正反面交替佩戴。

⑤一次性口罩佩戴完毕，不可清洗后重复使用。疫区疫情期间口罩佩戴完毕应用密封袋封好当作有害垃圾扔掉。

有条件的同学可以用开水浸泡30分钟或用浓度为75%的医用酒精处理后，再装进密封袋封好，或用塑料袋扎紧口再扔进垃圾桶。

三、保护视力，让我们来爱护眼睛

眼保健操时间

熟悉的铃声响起，眼保健操时间到了。班主任老师让同学们放下课本，停下笔，将桌面收拾干净，认真做好操前准备工作。听到预备节开始的指令后，大家齐刷刷地把胳膊架在了桌面上，手指按住了穴位，闭紧了眼睛，伸长了耳朵，仔细听着节拍"一二三四五六七八……"

班主任老师一面在教室里来回巡视，一面也跟着同学们一起揉起了风池穴。一开始同学们都能集中精神，认真仔细地在做。到了第三节，教室里就开始出现了嬉闹的声音。班主任老师睁开眼睛，发现有几个男生已经开始坐不住，小动作不断。

还有一些学生看似老老实实地在做，但是，他们的动作根本没有做到位。学了这么长时间的眼保健操，连做基本动作都能出洋相，只能说明一个问题：同学们从心理上还没有彻底重视用眼卫生，有必要开一次班会好好强调一下了。

同学们知道为什么我们每天都要做眼保健操吗？聪明的你肯定会答："因为这是要保护我们的眼睛。"那大家知道到底为什么要保护我们的眼睛，还有具体应该怎样做才能够保护好我们的眼睛吗？

老师来答疑

（一）为什么要保护眼睛？

眼睛是心灵的窗户。想一想我们美丽的大自然，灿烂的太阳，皎洁的月亮，红的花，绿的树；再想一想老师、同学，可爱的小动物，关心我们的家人……是不是所有的这一切，我们都能够用眼睛看见，并感知它们的存在？

那如果我们的眼睛看不见了会怎么样呢？据统计，我国现有的盲人数量已经超过了500万人，而近视眼人数直逼4亿。尤其是最近这20年来，我国青少年体质逐年降低，近视眼在青少年人群当中的发病率达到33.3%，为世界平均水平的1.5倍。

这是一种什么概念？大家可以戴上眼罩感受一下黑暗的世界，并说出你自己的感受。

我们的眼睛非常脆弱，极易受到伤害。

大家都有被很小的沙子迷住眼睛，或不小心碰触过眼周肌肤的经历吧？那种感觉是不舒服的，说明我们的眼睛受了伤，一旦受创严重就有可能致盲。

长时间看书或盯着电子屏幕，也会出现眼部酸痛的感觉，这是用眼疲劳的征兆。长期用眼疲劳，就会演变成近视。

（二）如何保护视力，爱护眼睛？

①我们要保持正确的用眼姿势。坐姿要端正，眼睛距离书本的距离不少于33厘米；看电视时，不要坐在电视前少于两米的位置。

②要缩短用眼时长。每40~60分钟，休息10~15分钟；可适当增加户外活动的时长，或观看绿色植物、眺望远方等。

③真正重视起眼保健操，把每一个关节按到实处。眼保健操是由医学推拿、经络理论、体育医疗综合而成的按摩法，能够通过按摩穴位，调节眼部及头部的血液循环，调节肌肉、缓解疲劳、预防近视。

④不要用不干净的手指按揉眼睛，做眼保健操之前要做好手部清洁。用于擦脸的毛巾，要定期清洗，以防滋生细菌，擦进眼睛里引发炎症。

四、社交距离是多远

小桃的烦恼

新的学期开始了，新的烦恼也随之出现了。小桃来到学校，发现同学们的相处氛围变得有些微妙，因为新冠肺炎疫情的缘故，小朋友的家长们都千叮咛万嘱咐："与同学说话要保持距离！以免飞沫传染！很危险的！"

有的小朋友十分听话，安安静静地坐在自己的座位上，能不和同学说话就不说，有事情就用传纸条的方式交流。有的小朋友依旧很是热情，恨不得把头贴在别的小朋友的脸上，说个没完没了。

小桃一个假期没有见到可爱的同学们，心里有很多话想要和同学们分享，可是又怕掌握不好距离，搞得大家都很尴尬。

同学们在与人交往的过程中，不管是出于礼貌还是安全角度，都需要保持一定的距离。那么这个距离到底是多远呢？

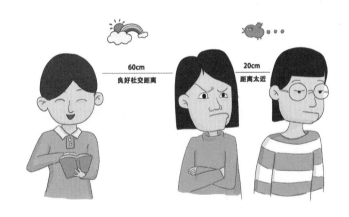

老师来答疑

1.什么是社交距离？

社交距离是一种公共卫生实践，它不仅可以保护我们的私人空间不被

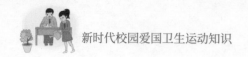

冒犯，而且还能够防止因密切接触而传染疾病。

2. 各国人民是如何保持社交距离的？

世界卫生组织建议，与发烧、咳嗽或有任何其他病毒症状的人员保持3英尺即1米以上的距离，这意味着人们将避免握手、拥抱或亲吻等行为。欧洲一些国家则把安全距离定为6英尺，即2米。

德国最高级别的职业足球赛德甲联赛取消了赛前球员的握手和合影环节，并要求球员在进球和换人时不得拥抱、击掌和握手，改用击肘或对脚的方式来替代。

美国纽约布鲁克林区的多米诺公园在草坪上用粉笔画上一个个白色圆圈，规定游客只能坐在白色圆圈里面，每个圆圈最多容纳5人。

保持距离虽意味着疏远，但社交却意味着联结。这意味着保持社交距离并不意味着社交关系的疏远。

3. 人际交往的四种距离

排除疫情等特殊时期只考虑礼仪的因素，正常情况下人际交往有四种距离：亲密距离、社交距离、礼仪距离和公共距离。

亲密距离在0.5米以下，属于很敏感的程度，仅限于亲密无间的关系之间，如父母子女间、闺蜜知己间、夫妻情侣间，手拉手肩并肩，说着悄悄话等。

社交距离在0.5米至1.米之间，这个距离意味着双方伸直手臂就可以触碰到对方，这个距离是既安全又礼貌的，一般朋友之间都可以采用这个距离。

礼仪距离大概在1.5米到3米之间，这是正式社交场合中会使用的距离，一般工作场合人们采用这个距离进行打招呼和交谈。

公共距离在3米以外，是人际交往中约束感最弱的距离。处于这个距离的双方碰面只需点头示意即可，无须多言或大声喊叫，否则，就会被视为没有礼貌。

五、保护野生动物，就是保护我们自己

有意义的班会

班会上，班主任老师上来就给大家播放了一段有趣的动物世界的视频，接着，又播放了一些野生动物家园被毁的照片和视频。由于人类对环境的破坏，小动物们的家园被毁，被迫从大自然逃出来逐渐闯入了人们生产生活的领域中。

有的跑到了马路上堵塞了交通，有的跑入了农田里践踏庄稼，有的误闯居民楼惊扰了市民……

小桃观察到其中触目惊心的一幕：在印度尼西亚的大森林里，大片树木被砍伐，原本茂密的森林仿佛一夜之间变成了不毛之地。一只绝望又愤怒的红毛大猩猩，赤手空拳挡在了正在铲树中的挖掘机面前，企图让它停止下来。这一幕在同学们心中留下了深刻的印象。

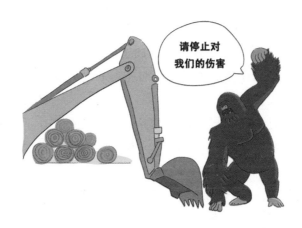

老师来答疑

1. 什么是野生动物?

野生动物指在野外生存且无人饲养的动物。学术界一般认为,凡生存在自然状态下,或来源于天然自由状态虽已经在短期驯养但仍未发生进化变异的各种动物,包括鸟类、鱼类、爬行动物、两栖动物、软体动物、哺乳动物、昆虫及其他动物等,都是野生动物。

全世界的野生动物分为濒危野生动物、有益野生动物、经济野生动物和有害野生动物四种。

濒危野生动物,泛指珍贵、濒危或稀有的野生动物。根据《濒危野生动植物国际贸易公约》附录所列,全球有近800种动物濒临灭绝。

我国濒临灭绝的动物有华南虎、扬子鳄、麋鹿、大熊猫、黑犀牛等。我国已经灭绝的动物有白臀叶猴、中国犀牛等。

2. 为什么要保护野生动物?

野生动物是大自然的产物,比人类还要古老许多。它们在长期进化繁衍的过程中,早已与生态系统中的各个环节,产生了千丝万缕的联系,生态系统就像是一张大网,你眼睛看到的一个物种的灭绝,实际上则是整个生态系统的崩塌。

对于人类来讲,人类在生态系统中扮演着什么样的角色呢?人类必须依赖大自然,依赖生态系统生存,而生态系统却未必需要人类。因为在人类诞生以前,一个没有人类的相对完整的生态系统已经存活了至少5亿年。

而在人类诞生以后,随着不断繁衍,人类在生产生活中不断扩大边界,侵占野生动物栖息地,污染环境制造垃圾,威胁着除人类外其他动植物的生命,过度干扰加速了物种的灭绝,破坏着生态系统的平衡,长此以往,在不久的将来,人类将面临一场不可承受的浩劫。

归根结底,保护野生动物,保护生态系统,保护环境爱护地球,其实就是在保护我们自己。

3. 同学们应该怎么做？

①停止野生动物交易，关闭野生动物市场。从我做起，拒绝做野生动物的捕杀者、运输者、贩卖者和食用者。

②树立绿色理念，保护好野生动物的家园。改掉随地吐痰、乱丢垃圾、随意践踏花草树木的坏习惯。

③节约每一滴水，如及时关闭水龙头、缩短洗澡时间、控制水龙头出水量、水资源二次利用等。

④节约用电，如电器不用时，要及时拔掉电源、夏季开空调不要低于26摄氏度、及时更换旧灯泡、把电脑电视机的光线调暗一些等。

⑤尽量低碳出行，坐公交车，骑自行车或步行都属于低碳出行，这样不仅可以减少对空气的污染，还顺便能锻炼身体。

⑥减少使用一次性碗筷、杯子、快餐盒、塑料袋等，多使用环保袋。减少白色垃圾和生活垃圾的产生。

⑦做好垃圾分类，手机电筒旧电池不要乱扔，在购买饮料时尽量选购可回收塑料瓶装的饮料。

⑧多多参与环保公益宣传活动，如参加植树节活动，亲手为我们的家园栽下一棵小树，增添一份绿色，美化我们的居住环境，为大自然贡献出自己的一分力量。

六、分餐制、使用公勺公筷

小桃说服父母

小桃的妈妈特别喜欢在小桃吃饭的时候盯着小桃看，光盯着看还不够，还喜欢动手。怎么个动手法呢？可不是对小桃拳打脚踢，实施暴力的那种动手哦！而是喜欢动手给小桃夹菜，而且用自己吃过的筷子夹。每次小桃都已经吃饱了，碗里还有妈妈不停夹过来的菜，直到小桃苦苦哀求说自己实在是一点儿都吃不动了，才肯罢休。

这天小桃刚刚在学校里听老师讲完"分餐制"，就把老师讲的合餐制的弊端，比如给别人夹菜容易传染细菌给彼此、增加感染和患病概率等告诉妈妈。小桃妈妈耐心地听着女儿长篇大论，一面慨叹自己的女儿真的长大了，一面又骄傲女儿是如此的优秀，老师讲的话她都能够记得住并且加进了自己的看法和理解，还懂得如何把道理陈述给妈妈。

妈妈欣慰极了，她按照小桃的要求，给家里的餐桌进行了改革，增加了公勺、公筷，并按各自的食量为各自布菜，不仅卫生又健康，而且粮食一点也不浪费。

老师来答疑

1. 什么是分餐制？

分餐制指就餐时，先用一副公用的筷子和勺子把想吃的菜肴拨到自己的碗碟中，然后用自己私人的筷子和勺子进食，避免私筷私勺直接接触大家的食物。

分餐制在我国自古有之。原始社会时生产力水平低下，人们把得来的食物用手分而食之；西周时"列鼎"分食，"天子食九鼎，王食七鼎，诸侯食五鼎，大夫食三鼎"；秦汉时期分案而食，一人一案，分作于不同方向；隋唐时出现高桌大椅，这才出现了合餐会食的场面。

2. 分餐热

2003年传染性非典型肺炎疫情期间，中国饭店协会专门制定了《餐饮业分餐制设施条件与服务规范》，曾兴起一阵子分餐热。但随着"非典"疫情的结束，分餐制也逐渐被人们抛诸脑后。

2020年新型冠状病毒性肺炎疫情当前，分餐制再度成为热词。国家标准化管理委员会正式发布，于2020年6月21日正式实施《餐饮分餐制服务指南》（GB/T39002-2020）。该指南为我国正式发布的第一份分餐标准。

3. 分餐制优点

①分餐制是对传统用餐方式的挑战，也是保障用餐安全的有效措施。

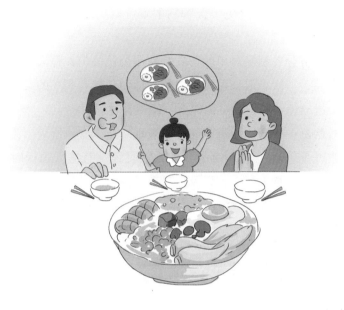

在学校食堂推广分餐方式，非常便利。原本学生就餐，就是食堂阿姨用公勺分给每位同学一人一例汤菜。用餐过后餐具回收，统一清洗消毒，循环使用。

只不过这次要求同学们准备好私人餐盘、私人碗筷，用餐过后，自己清洗好自己的餐具碗筷，避免与其他同学发生细菌病毒的交叉感染。

另外，也是时候在家庭中推行分餐制了。随着社会的进步和人们健康意识的不断提高，越来越多的人认识到分餐的重要性。

因为合餐制，众人的唾液会通过筷子、勺子的相互交叉，增加了病毒、细菌的传播途径。而分餐制要求家庭成员，根据每个人的不同需求，公筷公勺把饭菜盛在各自的餐具里，用餐后对餐具及时进行消毒处理。

家庭分餐能够体现家人对彼此健康的关心，并不影响家庭关系的和谐。家庭是社会的细胞，推行分餐制理应从家庭开始做起。各位中小学生要从我做起，积极做好家庭推行分餐制的宣传工作。

②分餐制是提倡节约，减少浪费的有效用餐形式。与传统的合餐制

不同的是，分餐制有效避免了合餐制中不可避免的食物浪费和权责难分现象。

目前，实行分餐制最简单的形式是使用公筷公勺，每人按照自己需要的"量"取菜，一次少取，可多次取用。即使仍然有剩下的菜肴，也是未被脏筷污染过的新鲜菜肴，可留作下一顿用餐时享用。

③分餐制是一种文明和进步的礼貌表现。可以有效避免因为同桌吃饭的人的一些不雅行为，而影响了其他人的食欲。有的人吃饭时会用筷子翻菜，夹来夹去，翻来翻去，以及舔舐筷子等煞风景的行为，而在分餐制中，即便有人出现了这些行为，也不会影响到大家的就餐质量。

七、健康生活，心理卫生也重要

同学们的心事

新冠肺炎疫情过后，小朋友们迎来了开学。在开学之后，班主任老师特意为每位同学细心准备了"私人树洞"，那是一个带着密码锁的小本子，里面可以写一些想要对过去的自己、未来的自己、老师、家长、喜爱的人、讨厌的人等等说的话。

为什么要准备这个本子呢？因为老师知道，经过一个漫长的疫情假期，很多同学可能已经对学校、集体活动有些陌生了，刚开学的时候恐怕一时还适应不过来，而这个本子就是帮助同学们调整心态的小妙招。这个本子可以定期拿给老师看，也可以选择不拿给老师看，老师只是要求同学们用认真的态度对待，坚持写下去。开学之后，如果有什么心事都可以写给老师看，开心、不开心的事情也都可以随时记录下来，以便帮助大家更好地度过开学这段时间。

同学们拿到本子都很开心，到下午放学的时候，就有几个同学将本子交给了老师。而过了一段时间，同学们都养成了记录心事的好习惯。就连平时经常胡闹的那几个同学，也很久没有再调皮捣蛋了。别的班主任看到小桃班级的同学每天洋溢着笑脸，又得知了"私人树洞"一事，也纷纷前来效仿。

老师来答疑

心理卫生是健康生活的重要一环，也是爱国健康卫生运动所提倡的，而从对同学们心理卫生负责的角度考虑，现在很多学校都设置了心理健康咨询师。同学们无论在学习还是日常生活中，遇到任何心理问题、情感问题都可以前往心理健康咨询室寻求帮助，尤其是疫情过后刚刚开学，有的同学可能会有一些心理不适应，这个时候，心理健康咨询室就是你最好的倾诉对象。

心理咨询过程中的信息，所有个人隐私部分的内容都是保密的。心理咨询师将严格遵守有关规定，严守咨询室相关资料。

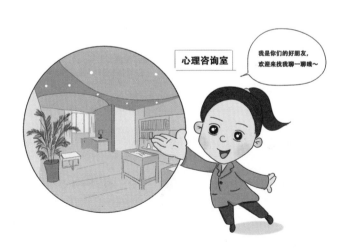

（一）中小学生常见心理问题

①依赖心理

表现为对父母、老师、同伴的依赖。遇事首先想到别人，自己不爱动脑筋，一心想着要别人来帮自己解决；经常追随别人，人云亦云；从不相信自己，不敢自己做决断。

②自负心理

经常认为自己了不起，瞧不起别人，总爱抬高自己贬低别人；很少关心他人、帮助他人，与他人关系疏远；事事从自己利益出发，从不顾及别人感受；意志脆弱，容不得别人超过自己，一遇到挫折失败便很受打击。

③易怒心理

爱发脾气且脾气火爆，容易冲动急躁，经常喜怒无常，报复性强，经常事后后悔。

④浮躁心理

爱与人攀比，对自己现状欲求不满；追求拜金主义、享乐主义、投机主义；头脑不清醒，做事一头热，缺乏思考和计划；缺乏恒心毅力，什么事情都坚持不下来，喜欢半途而废。

⑤逆反心理

因为和家长产生意见分歧或认为家长没有满足自己的要求，而不听家长的话，和家长"对着干"。

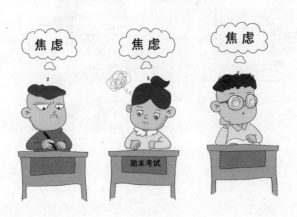

⑥嫉妒心理

嫉妒心理是一种有针对性的感觉，会产生自己忍受痛苦去看别人幸福的错觉，从而对那个"幸福的别人"产生憎恶、敌意、怨恨、复仇等恶劣情绪。

（二）心理健康咨询室特点

根据教育部有关规定，心理健康咨询室建设已成为校园教育的重要组成部分。为了响应国家号召和减轻来访学生压力，心理健康咨询室经常选在安静隔音、明亮舒适、阳光充足、通风良好、冬暖夏凉，便于来访但出入并不明显的地方。

咨询室的颜色和设备均按照儿童化的风格，尽量满足中小学生心理特点的要求。内部设有：接待室、心理阅览室、心理测量室、个体咨询室、团体咨询室、沙盘游戏室、宣泄室和放松室。

其中，接待室起到咨询测试前的缓冲作用。令来访学生放松心情，有利于下一步咨询的顺利进行。

心理阅览室集中放置了很多有关心理学方面以及个人成长方面的杂志、书籍，让来访者根据自己的需要进行阅读。

心理测量室配有心理量表、专业的心理测试软件系统、电脑打印机等，便于及时将测评结果、心理数据归档保存。

个人咨询室里咨询师的座椅与来访者座椅呈"L"型摆放，使双方在咨询的过程中，能够很好地捕捉到对方的目光以及一些微表情，而不至于因为目光直视而感到紧张。

沙盘游戏室、宣泄室以及放松室的目的相似，都是通过沙盘、运动、呐喊、涂鸦、击打、音乐等来宣泄排遣心中的不满、愤懑、压抑、不安等积压的不良情绪，从而恢复或增进心理健康。

心理健康咨询室本着温馨性、宣传性、隐秘性、安静性的原则，最大化利用室内整体资源为中小学生提供心理帮助。